Herbert Grassmann / Larissa Grassmann

DIE POLYVAGALE HAUSAPOTHEKE

SOFORTHILFE FÜR ANGESPANNTE NERVEN

Mit einem Vorwort von Stephen W. Porges

2026

Themenreihe: Fachbücher für jede:n
Umschlaggestaltung: B. Charlotte Ulrich
Umschlagmotiv: © stock.metket.com – stock.adobe.com
Redaktion: Veronika Licher
Reihengestaltung und Satz: Nicola Graf, Freinsheim, www.nicola-graf.com

Printed in Germany
Druck und Bindung: CPI books GmbH, Leck

Erste Auflage, 2026
ISBN 978-3-8497-0607-4 (Printausgabe)
ISBN 978-3-8497-8558-1 (ePUB)

Bibliografische Information der Deutschen Nationalbibliothek:
Die Deutsche Nationalbibliothek verzeichnet diese Publikation in der Deutschen Nationalbibliografie; detaillierte bibliografische Daten sind im Internet über http://dnb.d-nb.de abrufbar.

Informationen zu unserem gesamten Programm, unseren Autoren und zum Verlag finden Sie unter: **www.carl-auer.de**.
Dort können Sie auch unseren Newsletter abonnieren.

Carl-Auer Verlag GmbH
Vangerowstraße 14 · 69115 Heidelberg
Tel. +49 6221 6438-0 · Fax +49 6221 6438-22
info@carl-auer.de

Carl-Auer
Fachbücher für jede:n

Wenn der Reiz zu viel wird, verliert der Körper seine innere Ordnung.
Heilung beginnt da, wo Vielfalt, Rhythmus und Verbindung
wieder spürbar werden.

Larissa und Herbert Grassmann

Damit du den größtmöglichen Lernerfolg und Nutzen aus dem Buch ziehen kannst, haben wir einige PVH-Tools als Videodateien auf unserem YouTube-Kanal zur Verfügung gestellt. So kannst du die Übungen sehen und besser nachvollziehen. Manches wirkt als Text komplizierter, als es in Wirklichkeit ist. Scanne dazu einfach den QR-Code – und schon kannst du auf die Übungen zugreifen.

INHALT

Hinweis

Dieses Buch ist ausschließlich für Lernzwecke gedacht und stellt keine individuelle therapeutische Beratung dar. Es ersetzt nicht die persönliche Konsultation bei medizinischen oder psychischen Beschwerden. Bitte wende dich an eine Ärztin, einen Arzt oder eine therapeutische Fachkraft, wenn du medizinische Hilfe benötigst. Für direkte oder indirekte Folgen, die aus der Anwendung der in diesem Buch enthaltenen Informationen entstehen, übernehmen die Autoren und der Verlag keine Haftung.

Viele der vorgestellten Tools, Übungen und Konzepte aus der polyvagalen Hausapotheke (PVH) wirken auf den ersten Blick einfach – und sind gleichzeitig tiefgreifend, neurophysiologisch fundiert und in der Anwendung erstaunlich wirksam. Manche Tools wirken vielleicht auf den ersten Blick komplex oder nur für »Fortgeschrittene«. Genau deshalb lohnt sich eine fachliche Hilfe und Unterstützung.

Wenn dich die polyvagale Hausapotheke oder das polyvagale Embodiment-Training interessieren und du das Gefühl hast: »Da steckt noch so viel mehr drin, als ich bisher verstanden habe«, dann haben wir etwas für dich. Je besser du nachvollziehen kannst, wie und warum bestimmte Übungen wirken, desto effektiver und gezielter kannst du sie für dich selbst oder für deine Klienten anwenden.

Über unser Institut bekommst du die Möglichkeit zur Vertiefung, Begleitung und individuellen Betreuung. Ob in Onlinekursen, Workshops oder weiterführenden Fortbildungen – wir zeigen dir Schritt für Schritt, wie du die polyvagale Hausapotheke sicher, praxisnah und körperbasiert einsetzen kannst. Alle Informationen, Termine und Möglichkeiten zur Vertiefung findest du hier: www.dr-grassmann.de/polyvagale-hausapotheke.

Wir freuen uns auf dich – und auf alles, was dein Nervensystem noch entdecken will!

Vorwort

Es ist mir eine Freude und Ehre, dieses durchdachte und zeitgemäße Buch von Larissa und Herbert Grassmann – *Die polyvagale Hausapotheke* – vorzustellen.

Dieses Buch ist mehr als ein Handbuch mit Übungen oder ein therapeutischer Werkzeugkasten. Es ist eine sanfte und tiefgründige Einladung, zu unserem Körper zurückzukehren – eine Reise, die im Mittelpunkt der Polyvagal-Theorie steht und in der physiologische Sicherheit zum Tor für Heilung, Verbindung und Wohlbefinden wird. Sie erinnert uns daran, dass Sicherheit nicht nur eine Idee ist, sondern ein zutiefst verkörperter Zustand – viszeral, in unserer autonomen Physiologie verankert und wesentlich für Wiederherstellung und Verbindung.

Als ich 1994 die Polyvagal-Theorie vorstellte, wollte ich beleuchten, wie die Evolution des autonomen Nervensystems von Säugetieren – insbesondere die Entstehung des ventralen Vaguskomplexes und des sozialen Bindungssystems – uns in die Lage versetzt, uns sozial zu engagieren, Stress zu regulieren und Resilienz zu fördern. Im Laufe der Zeit hat sich diese Theorie zu einer Grundlage für das Verständnis von Trauma, Angst, Depression und einer Reihe von stressbedingten Erkrankungen entwickelt. Im Mittelpunkt steht eine transformative Einsicht: Unsere Fähigkeit, uns sicher zu fühlen, ist biologisch verankert – vermittelt durch die Neurozeption, die unbewusste Risikobewertung unseres Nervensystems, – und ist für die Heilung unerlässlich.

Larissa und Herbert Grassmann verkörpern die Prinzipien der polyvagal orientierten Praxis und bringen diese Erkenntnisse mit Klarheit, Mitgefühl und Kreativität zum Leben. Ausgehend von ihrer umfangreichen Erfahrung als somatische Therapeuten und Pädagogen bieten sie den Lesern einen leicht zugänglichen Leitfaden zum Verständnis und zur Arbeit mit ihren eigenen physiologischen Zuständen. Anstatt zu versuchen, das Nervensystem zu kontrollieren oder außer Kraft zu setzen, laden sie uns ein, zuzuhören, zu beobachten und mit Achtsamkeit zu reagieren.

Das Nervensystem spricht nicht in Worten – es kommuniziert in Empfindungen, in Mustern von Anspannung und Entspannung, im Rhythmus von Atem und Herz und in unserer Fähigkeit, einem anderen in die Augen zu schauen und uns gesehen zu fühlen. Die Grassmanns sprechen diese verkörperte Sprache fließend und lehren andere, es ihnen gleichzutun, indem sie den Lesern ein Bewusstsein für das soziale Bindungssystem und die subtilen Signale von Sicherheit und Verbindung vermitteln.

Ihr Buch kommt zu einem kritischen Zeitpunkt heraus. In einer Welt, die von chronischem Stress, schnellem Wandel und einer Epidemie von Bindungslosigkeit geprägt ist, war der Bedarf an verkörperter, wissenschaftlich fundierter Selbstfürsorge noch nie so groß. *Die polyvagale Hausapotheke* erfüllt dieses Bedürfnis mit mehr als 50 körperbasierten Praktiken und bietet keinen Rezeptblock, sondern eine Reihe von Werkzeugen zur Wiederherstellung der Verbindung: mit sich selbst, mit anderen und mit der biologischen Weisheit der Co-Regulation.

Dies ist eine Ressource für Therapeuten, Coaches und alle, die nach praktischen Möglichkeiten zur Unterstützung der Emotionsregulierung und der Widerstandsfähigkeit des Nervensystems suchen. Es schlägt eine Brücke zwischen rigorosen neurowissenschaftlichen Erkenntnissen und einer geerdeten, mitfühlenden Anwendung, die den Kerngedanken der Polyvagal-Theorie widerspiegelt: dass Heilung nicht durch Zwang entsteht, sondern durch das Verständnis und die Ehrung unserer Biologie.

Ich hoffe, dass dieses Buch Ihren Verstand anregt, Ihren Körper erweicht und Ihr Herz öffnet. Möge es Ihre Fähigkeit zu Sicherheit, Präsenz und Verbundenheit vertiefen – in Ihrem Leben, bei Ihrer Arbeit und in Ihren Beziehungen. Und möge es uns alle daran erinnern, dass Heilung nicht mit Kontrolle, sondern mit Neugierde beginnt – und mit dem mutigen Akt, auf unseren eigenen Körper zu hören.

Stephen W. Porges, PhD
Professor für Psychiatrie, Universität von North Carolina
Gründungsdirektor des Kinsey Institute Traumatic Stress Research Consortium
Mitbegründer des Polyvagal Institute

Einführung

Wie wir mit Körperübungen unsere Persönlichkeit beeinflussen können

Larissa Grassmann

Als Faszientherapeutin beschäftigt mich schon sehr lange eine Frage: Gibt es Körperübungen, die mich einerseits gut aussehen lassen, meine Rückenschmerzen wegzaubern und mir andererseits dabei helfen, der Mensch zu werden, der ich eigentlich sein möchte? Wenn schon die Plackerei, dann sollten sie möglichst auf allen Ebenen meiner selbst wirken. Also innen und außen.

Zusätzlich hatte ich ein sehr persönliches Anliegen. Gibt es einfache, körperliche Übungen, die mich dabei unterstützen, als Mutter im Umgang mit meinem Kind gelassener zu werden? Ich brauchte keine Psychotherapie, um dem Warum meiner Wut auf die Spur zu kommen. (Obwohl das manchmal sehr hilfreich sein kann.) Ich brauchte im Hier und Jetzt ein wirksames Mittel, das mir half, entspannter auf die Herausforderungen des Alltags und die Tobsuchtsanfälle meiner Tochter zu reagieren. *Welche körperliche Fähigkeit kann ich trainieren, um nicht jedes Mal wie eine Zündkerze mit hochrotem Kopf in die Luft zu gehen, sobald es stressig wird?*

Ich tat das, was mittlerweile viele Menschen tun, und suchte nach einer Antwort im Internet. YouTube, Instagram und Co sind die Helfer unserer Zeit. Das Problem war nur: Es gibt Millionen von Übungen. Wie zum Teufel soll ich da herausfinden, welche Übung genau zu meinem Problem und mir passt? Was genau hilft mir jetzt dabei, eine gelassenere Mutter zu werden?

Zugegeben, ich war überfordert.

Auch meine Klienten stellten mir solche Fragen. Wie kann ich mich wieder sicher in meinem Körper fühlen und ihm vertrauen? Was kann ich tun, um mich beim Zahnarzt besser zu entspannen? Wie kann ich mich beruhigen, wenn ich in einer MRT-Röhre liege und vor Unbehagen nicht weiß, was ich machen soll? Wie kann ich mit einer selbstsicheren, kraftvollen Stimme meinen Standpunkt vertreten? Wie kann ich meinen Rückenproblemen begegnen? Was kann ich bei einer drohenden Panikattacke tun? Wie reguliert man Angst? Mir schwirrte der Kopf.

Eine Übung mit Multifunktionswirkung – gibt es das?

Natürlich sollten es Übungen sein, die möglichst schnell wirken, eine neue Fähigkeit schulen oder etwas verbessern. Und natürlich sollten sie einen dauerhaften Effekt auf mein emotionales Wohlbefinden haben. Mit weniger wollte ich mich nicht zufriedengeben. Meine Klienten auch nicht. Sehr bescheiden, ich weiß.

Auf der Suche nach der richtigen Übung machte ich zwei spannende Entdeckungen.

- Der Atem hat mehr Regulationskraft als gedacht.
- Und ich erkannte, warum ein instabiles Knie Existenzängste erzeugt.

2018 begann ich professionelle Gesangsstunden zu nehmen. Ich wollte lernen, wie das Singen funktioniert, um aus freier Kehle so singen zu können wie Whitney oder David Phelps. Meine hohen Töne waren schwach und dünn. Mein Atem reichte nicht aus, um lange Phrasen zu singen.

Singen ist Atmen, hörte ich immer wieder. Also musste es an meiner Atmung liegen, dass es nicht so klappte mit den hohen Tönen. Zeitlebens war ich eine Brustatmerin. Die Bauchatmung war mir fremd und kam mir immer künstlich vor.

Durch Zufall bekam ich Kristin Linklaters Buch *Freeing the natural voice* (2007) zwischen die Finger und übte die Atemanweisungen daraus zur richtigen Gesangsatmung. Ich übte, den Atem in den unteren Rücken zu bringen. Und siehe da, meine Stimme wurde besser. Je tiefer ich in den unteren Rücken atmen konnte, desto sicherer wurden meine Töne. Nach ca. 3 Monaten bemerkte ich nebenbei, dass meine Wutausbrüche weniger wurden. Meine Tochter bestätigte mir dies, als ich sie danach fragte. Das war komisch, denn ich hatte nichts anderes gemacht als die Übungen aus dem Buch. Meine innere Zündschnur wurde länger! Atmung hat Kraft! Wie ist das möglich?

Knieverletzung mit Aha-Effekt

Als ich mir im Jahre 2020 eine Meniskusverletzung im rechten Knie zugezogen hatte, machte ich zum ersten Mal die Erfahrung, wie sehr mein psychisches Wohlbefinden von einem gut funktionierenden Gleichgewichtsorgan und dem Stabilitätsempfinden in meinen Kniegelenken abhängt.

Mein rechtes Knie war 6 Wochen nicht belastbar. Ich konnte es nicht strecken, da der Meniskus eingerissen war und sich verkeilt hatte. Der Orthopäde hatte es zwar eingerenkt, dennoch blieb eine Art schmerzhafter Sperre jedes Mal, wenn ich das Knie strecken wollte.

Ich fühlte mich emotional sehr hilflos und unsicher und wurde von Existenzängsten heimgesucht. Operieren lassen wollte ich mich auf gar keinen Fall. Ich konnte mir als Selbstständige keinen wochenlangen Ausfall erlauben. Diese Ängste trieben mich wiederum innerlich dazu an, alles zu tun, um möglichst schnell erneut auf die Beine zu kommen.

Ich experimentierte mit allerlei Übungen aus der Physio-Trickkiste, um das Knie wieder in seine volle Streckung zu bringen, als plötzlich nach drei Wochen Dauerschmerz bei einer Übung, die ich in Bauchlage ausführte, der Meniskus mit einem flutschenden Gefühl wieder an seinen Platz rutschte. Mein Kniegelenk ließ sich wie durch ein Wunder ganz ausstrecken. In meinem Kopf legte sich ein Schalter um. Ich hörte sogar leises Klicken.

Wie aus dem Nichts durchflutete mich eine Welle der Erleichterung. Als ob ich ein verloren geglaubtes und betrauertes Lieblingsstück auf einmal wiedergefunden hätte. Eine Erleichterung, die ebenfalls existenziellen Charakter hatte.

Tief in mir war ich sicher, dass es ab jetzt besser gehen würde.

Wie konnte ein Kniegelenk nur so viel Macht über mein psychisches und emotionales Wohlbefinden haben? Wie konnte eine einfache Atemübung mir ganz unbemerkt eine größere innere Gelassenheit schenken?

Fasziniert von diesem gegenseitigen Wechselspiel von Körper und Psyche und der sofortigen Wirkung auf mein emotionales Sicherheits- und Wohlbefinden, machte ich mich zusammen mit meinem Mann Herbert auf die Suche nach gefühlter Sicherheit.

Welche Barometer müssen auf der körperlichen Ebene gewährleistet sein, damit sich unser Stammhirn sicher fühlt? Letztendlich hat uns diese Forschungsreise dazu gebracht, Tools für die polyvagale Hausapotheke zu entwickeln, die uns dabei helfen, unsere angespannten Nervensysteme über den Körper zu regulieren, um ein größeres Stabilitäts- und Sicherheitsempfinden zu etablieren.

Zwischen Sinneserfahrung und Wissenschaft: Wie wir mit Körper und Nervensystem Sicherheit finden

Herbert Grassmann

Eine Reise nach Costa Rica war für mich eine tiefgreifende Erfahrung, die meine Sinne auf eine Weise öffnete, wie ich es zuvor nicht für möglich gehalten hätte. Dieses Land, ein Paradies an Tierreichtum und Biodiversität, bot mir nicht nur eine Fülle an Eindrücken, sondern auch eine Verbindung zur Natur, die mich nachhaltig geprägt hat. Besonders intensiv erlebte ich dies in den frühen Morgenstunden, wenn die Brüllaffen um 5:30 Uhr mit ihren mächtigen Rufen den Wald erfüllten. Ihre gutturalen Schreie, die bis zu drei Meilen weit durch die dichten Wälder hallen, sind nicht nur ein beeindruckendes Beispiel für die Kommunikation der Tierwelt, sondern auch ein Weckruf für die Sinne – kraftvoll und unvergesslich. In einer Welt, die oft von Hektik, Stress und Unsicherheit geprägt ist, haben wir den Zugang zu unseren Sinnen verloren. Das Leben in urbanen Städten, der Lärm von Maschinen, die uns den Takt vorgeben, bestimmen unser Leben. Aber eigentlich sehnen wir uns nach einem Anker, einem inneren Kompass. Diesen Anker findest du nicht in der Außenwelt, sondern in dir selbst – in der vergessenen Fähigkeit, die Welt mit allen Sinnen wiederzuentdecken.

Wenn ich auf meinen Weg als Körperpsychotherapeut, Wissenschaftler und Autor zurückblicke, wird mir eines besonders klar: Es sind nicht nur Theorien oder Techniken, die in der therapeutischen Arbeit den Unterschied machen – es ist die Qualität der Beziehung. Die verkörperte, präsente, ehrliche Beziehung zwischen zwei Menschen – im Grunde zwischen zwei Nervensystemen. Seit über drei

Jahrzehnten begleite ich Menschen auf ihrem Heilungsweg – mit Worten oder meinen Händen und einem offenen Herzen für die leisen Töne der Regulation.

Die Polyvagal-Theorie hat mich dabei tief geprägt. Als ich zum ersten Mal von Stephen Porges' Arbeit hörte, war das wie ein fehlendes Puzzlestück: Es war, als hätten Körper und Nervensystem endlich eine gemeinsame Sprache gefunden. Plötzlich erschienen so viele meiner Erfahrungen mit Klienten in der Rückschau in einem anderen Licht und bekamen einen wissenschaftlichen Rahmen. Eine kontroverse Theorie wie die Polyvagal-Theorie von Stephen Porges fordert den Status quo herkömmlicher Theorien heraus, eröffnet aber auch neue Perspektiven und fördert den Dialog statt des Beharrens auf einem Dogma. Oder mit Porges (2017) gesprochen: »Sicherheit liegt im Nervensystem – nicht im Konsens.«

Ich bin mir der besonderen Wertschätzung bewusst, dass ich zusammen mit Stephen W. Porges und Maurizio Stupiggia das Buch *Somatic-oriented therapies: Embodiment, trauma, and polyvagal perspectives* (2025) herausgeben durfte. Für mich ein Herzensprojekt – und ein Meilenstein. Versammelt es doch Beiträge von über vierzig führenden Köpfen aus der internationalen Fachwelt für somatische Psychologie, die alle eines eint: Sie denken mit dem Körper, fühlen mit dem Nervensystem und behandeln Trauma nicht als Störung, sondern als eine intelligente Anpassung an eine unsichere Welt.

Die Erfahrungen daraus und die Rückmeldungen aus dem von Larissa und mir entwickelten Polyvagalen Embodiment Training (PET) bestätigen die Bedeutung der sensomotorischen Verarbeitung für das autonome Nervensystem. Basierend auf jahrzehntelanger wissenschaftlicher Forschung und praktischer Erfahrung in den Bereichen Physiotherapie und Psychotherapie, insbesondere der bahnbrechenden polyvagalen Theorie, bieten wir damit einen ganzheitlichen Ansatz zur Regulation des Nervensystems.

Wir untersuchten dabei eine Vielzahl von Ansätzen, die direkt oder indirekt das autonome Nervensystem beeinflussen können. Dabei berücksichtigten wir traditionelle Körpermethoden, Kampfkünste wie Aikido, die Bedeutung der Reflexe, aber auch Michael Tschechows (Čechov 2022) psychophysische Zusammenhänge im

Schauspiel, die Arbeit von Kristin Linklater (2007) und Thomas Hanna (2016) oder neuere Techniken aus der Neuroathletik, die bei Spitzensportlern erfolgreich angewendet werden. Eingang in die polyvagale Hausapotheke haben nur die Übungen gefunden, die sich auch in der Praxis bewährt haben.

Das vorliegende Buch ist deshalb ein Buch für Rat- und Hilfesuchende, die durch das Erlernen von einfachen und wirkungsvollen Techniken Einfluss auf das autonome Nervensystem nehmen können. Es hilft, besser zu verstehen, in welchem Zustand du gerade bist, was dein System braucht – und wie du Schritt für Schritt wieder in deine Mitte findest. Mit praktischen Tools, klaren Beispielen und einer Hausapotheke, die du jederzeit anwenden kannst – mitten im Leben.

In den einzelnen Buchkapiteln haben wir bewusst auf eine alltagsnahe, anwenderfreundliche Sprache geachtet, ohne dabei an fachlicher Tiefe zu verlieren. Denn gerade in der Arbeit mit Stressoren, Körper und Psyche zeigt sich immer wieder: Wissen entfaltet erst dann seine volle Wirkung, wenn es verstanden, gefühlt und umgesetzt werden kann.

Unsere Vision ist es, dass dieses Buch für dich zu einer Quelle der Inspiration und Kraft wird, zu der du immer wieder zurückkehren kannst, um Ruhe, Klarheit und Sicherheit zu finden. In einer Welt, die oft chaotisch und überwältigend erscheint, kann die Fähigkeit zur Selbstregulation der Schlüssel zu einem erfüllten, ausgeglichenen Leben sein.

Wir wünschen dir eine bereichernde Lektüre und eine transformative Reise zur Entdeckung der Kraft deines Nervensystems!

Gründe, warum du dieses Buch lesen solltest:

- Wir glauben, dass es höchste Zeit ist, ein Übungsprogramm auf den Markt zu bringen, das den ganzen Menschen in seiner Vielschichtigkeit berücksichtigt und ihn individuell fördert.
- Wir glauben, dass das Wissen um die polyvagale Theorie möglichst vielen Menschen zur Verfügung gestellt werden soll.

- Wir erkennen immer mehr Zusammenhänge und Zeichen, wo wir unser Nervensystem aktiv füttern können, anstatt nur Beobachter zu sein.
- In einer digitalen Welt ist es wichtig, das Nervensystem bewusst zu regulieren, im Wissen, dass unser autonomes Schutzsystem auf eine tiefe und organisierende Weise eingreift und unser Verhalten steuert.
- Alle Übungen sind hinsichtlich der Wirkung auf das Nervensystem ausgewertet und bieten einen differenzierten Ansatz auf der Grundlage der Polyvagal-Theorie.
- Wir bringen das Wissen aus verschiedenen Methoden und Ansätzen hier zusammen, um die größtmögliche Wirkkraft zu erreichen.

Wie wirkt die polyvagale Hausapotheke?

Damit die polyvagalen Hausmittel richtig wirken können, ist es wichtig, dass sie drei Hirnbereiche ansprechen: das Reptiliengehirn, das emotionale und das denkende Gehirn. Vergleichbar mit einer homöopathischen Hausapotheke enthält jede der Übungen ihre eigene Information und Wirkkraft für das Nervensystem bereit. Erst wenn eine Übung in allen drei Hirnstrukturen (siehe Abb. 1) ankommt und ausgewertet ist, kann eine langfristige Integration der Essenz dieser Übung im Körper stattfinden. Diese wirkt sich dann nicht nur auf deine Gedankenwelt und die Emotionsregulation aus, sondern auch auf Spannungsmuster im Fasziensystem.

Die polyvagalen Hausmittel fördern:

- eine *klare, ruhige Gedankenqualität*, die aus innerer Sicherheit entsteht
- eine *bessere Emotionsregulation*, um stressige Gefühle schneller auszugleichen
- eine *gesunde Faszienspannung* und damit mehr Beweglichkeit und Stabilität.

Das dreiteilige Gehirn: Ich spüre, fühle, denke – also bin ich

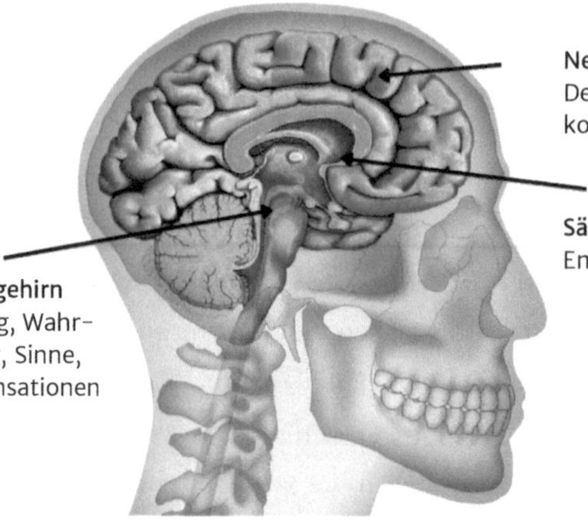

Abb. 1: Das dreiteilige Gehirn

1. Das Reptiliengehirn (Stamm- und Kleinhirn)

Die primäre Aufgabe des *Stammhirns* ist es, hereinkommende Daten hinsichtlich der Sicherheit auszuwerten und gegebenenfalls Maßnahmen zu ergreifen, um eine Gefährdung des Körpers zu vermeiden.

Es bewertet über die 5 Sinnesorgane (sehen, hören, riechen, schmecken, tasten) mit dem Gleichgewichtssinn und der Faszienspannung, ob du sicher bist.

Es reagiert mit Schutz oder Entspannung. Hier beginnt die Regulationsarbeit des Nervensystems.

Das *Kleinhirn* gehört ebenfalls zum Reptiliengehirn und wird oft unterschätzt. Obwohl es nur 5 % des gesamten Gehirnvolumens einnimmt, verbraucht es doch 50 % an Energie. Wer neue Bewegungen lernen will, ist gut beraten, vorher eine Kleinigkeit zu essen, damit das Kleinhirn ausreichend Energiereserven für seinen Auftritt hat.

Als Bewegungsarchitekt ist es durchgehend im Einsatz. Es sorgt – zusammen mit dem Gleichgewichtsorgan – für die aufrechte Körperhaltung, indem es die Muskelspannung der die Wirbelsäule umgreifenden Muskulatur reguliert und sich um das Bewegungs-ABC kümmert:

A wie Akkuratheit

B wie Balance

C wie Coordination

Vielleicht hast du dich schon mal gefragt, warum du dich nach sportlicher Aktivität am nächsten Tag elend gefühlt hast. Aus irgendeinem Grund hat dein Stammhirn die Bewegungen, die du gemacht hast, als unsicher, weil nicht vorhersehbar, eingestuft und Schutzmaßnahmen in Form von Faszienversteifung eingeleitet. Manchmal reagiert es auch mit Einbußen der Beweglichkeit oder mit Kraftverlust. Emotionale Belastungen wie Angst oder Überforderung hemmen das Kleinhirn. Wir werden unbeholfen oder tollpatschig. Wer hat es auch schon erlebt, dass in der Gegenwart eines angebeteten Jugendschwarmes die Knie plötzlich nachgeben und wir unverständliche Worte brabbeln, weil die Zunge versagt?

2. Das Säugetiergehirn (limbisches System)

Das mittlere Gehirn wird als Säugetiergehirn bezeichnet und ist für die Emotionsverarbeitung zuständig. Es entscheidet darüber, ob wir etwas mögen oder nicht und lässt uns dementsprechend handeln, indem wir uns auf etwas hinbewegen oder uns lieber davon entfernen.

Es vergibt also eine emotionale Bewertung: *mag ich* oder *mag ich nicht*. Dies drückt sich durch verschiedene emotionale Zustände wie Freude, Entspannung, Unsicherheit, Neugier, Wut, Traurigkeit aus.

3. Der Neokortex (denkendes Gehirn)

Im Neokortex, in den grauen Zellen, findet die kognitive oder gedankliche Verarbeitung statt. Wenn das emotionale Gehirn eine positive Bewertung aus dem Reptiliengehirn bekommt, sind unsere Gedanken glasklar und die Überzeugungen positiv. Wir können uns konzentrieren und lernen. Werden die Empfindungen aus dem Stammhirn und dem limbischen System als unsicher bewertet, so äußert sich das in unklaren, sorgenvollen Gedanken oder zeigt sich in Verhaltensauffälligkeiten wie Nervosität, Gereiztheit oder Aufmerksamkeitsdefiziten.

Er übersetzt die Körpersignale in Gedanken, Überzeugungen und Handlungen.

Beispiel: Wenn meine Nackenmuskeln angespannt sind, fühle ich mich ängstlich und in Habachtspannung. Ich kann mich schlecht konzentrieren und denke, dass ich nichts kann.

Gehirn	Informationsverarbeitung	Sinneskanäle
Neokortex	kognitive Verarbeitung	Gedanken
Säugetiergehirn	emotionale Verarbeitung	Gefühle
Reptiliengehirn	sensomotorische Verarbeitung	Interozeption Sensationen Bewegung

Abb. 2: Bausteine des Bewusstseins

Nur wenn alle Ebenen des Gehirns (siehe Abb. 2) miteinander arbeiten, entsteht nachhaltige Veränderung. Menschen mit psychischen Beschwerden wurden in der Vergangenheit hauptsächlich mit kognitiven Maßnahmen wie Verhaltens- oder Gesprächstherapie behandelt. Heute weiß man, dass Gespräche oder Verhaltenstherapien, die vorwiegend mit dem Neokortex arbeiten, alleine nicht ausreichen, um nachhaltige Veränderungen im Körper zu erzielen. Die Erkenntnisse aus den Neurowissenschaften zeigen, dass 80 % der Daten, welche das Gehirn empfängt, aus dem Körper kommen. Nur 20 % werden top down, d. h. von oben nach unten, verarbeitet. Allerdings kann selbst ein einziger Gedanke die anderen beiden Gehirne beeinflussen. Das erklärt, warum positive Gedanken Schmetterlinge im Bauch und negative Bauchschmerzen auslösen können.

Das größte Veränderungspotenzial für die Stressregulation erhalten wir jedoch, indem wir die 80 % der über den Körper einfließenden Daten verbessern, die das Reptiliengehirn erreichen. Wenn sich das Stammhirn sicher fühlt, hat dies immense Auswirkungen auf unser emotionales, körperliches und mentales Wohlbefinden.

Deshalb wirken körperbasierte Übungen oft tiefer und schneller als rein kognitive Strategien. Ein Grund, warum wir uns nach einer Massage oder Faszienbehandlung auch psychisch wohler fühlen, ist der, dass sich das Stammhirn sicher fühlt und in den Wohlfühlmodus wechselt.

> Die Hausmittel der polyvagalen Hausapotheke setzen genau hier an:
>
> Sie verbessern die Körpersignale, welche das Stammhirn erreichen, – und damit auch deine Gefühle und Gedanken sowie dein Verhalten.

Was ist das Besondere an der polyvagalen Hausapotheke?

Im Gegensatz zu vielen schnellen Lösungsansätzen, wie man sie auf Instagram oder YouTube findet, setzt die polyvagale Hausapotheke auf ein stabiles Fundament: Anstatt auf Symptombekämpfung zielt sie darauf ab, eine neue Sicherheitsarchitektur im Körper zu etablieren, damit das Leben weniger bedrohlich wirkt. Ziel ist es, einen Zustand der Sicherheit und Ruhe im Herzen zu fördern. Du wirst unabhängiger von äußeren Lösungen und findest Schritt für Schritt zu mehr Selbstwirksamkeit, innerer Ruhe und Resilienz. Symptome treten dann oft in den Hintergrund oder verschwinden ganz.

Dies wird durch verschiedene Tools für dein Nervensystem angestrebt, die folgenden Prinzipien folgen:

- Die bewusste Wahrnehmung mit allen Sinnen vermittelt Sicherheit. Ein Mensch, der gelernt hat, präsent im Hier und Jetzt zu sein, strahlt diese Sicherheit aus.
- Das Prinzip der Stabilität durch Entspannung ist paradox, aber entscheidend. Stabilität wird oft mit Kraftanstrengung verwechselt, kommt aber eher aus der Fähigkeit zur Entspannung. Das Lernen, sich in Unsicherheit zu entspannen, ist eine gesündere Alternative zu muskulären Schutzmustern, die eine »Fake-Sicherheit« erzeugen.
- Das Training der Propriozeption (Körperwahrnehmung) ist wichtig, damit die Neurozeption Gelenke als sicher einstufen

kann und Verletzungsrisiken minimiert werden. Stabile Gelenke erzeugen emotionale Sicherheit.

- Gute Orientierung schafft Sicherheit. Wer sich räumlich zurechtfindet, fühlt sich weniger ausgeliefert und ein Gefühl von Vorhersehbarkeit und Kontrolle entsteht.
- Die Vagusstimulation ist ein Schlüssel zu sicherer Bindung und fördert das Gefühl von Sicherheit.
- Die Schaffung einer sicheren Umgebung ist wichtig bei den Übungen, besonders bei chronisch variablem Stress (CVS).

Und was ist mit akuten Situationen?

Für genau diese Momente gibt es den Notfallkoffer. Er gehört zur Hausapotheke dazu und enthält gezielte SOS-Strategien. Das sind Erste-Hilfe-Übungen für Situationen wie Angst, Schwindel, Panik oder Erschöpfung. Sie helfen dir, schnell wieder handlungsfähig zu werden, ohne dein System zu überfordern. Der Notfallkoffer ist ein klug zusammengestelltes Set an Regulationshilfen, die dich in turbulenten Zeiten zurück in deine Mitte bringen.

Wie du das Buch optimal nutzt

Wir haben das Buch so aufgebaut, dass es verschiedene Zugänge für dich bereithält.

- *Von vorn nach hinten:* Du kannst das Buch von vorn nach hinten durchlesen und die Übungen der Reihe nach ausprobieren. (Wir wissen, dass es viele sind!) Aber es soll dich nicht erschlagen, daher mache ein bis maximal 3 Übungen am Tag. Und erforsche deren Wirkung! Manchmal ist eine Veränderung gleich zu spüren, manches zeigt sich erst ein paar Tage oder Monate später. Hilfreich ist es, wenn du immer den in den Übungen vorgeschlagenen Vorher-Nachher-Test machst, um ein direktes Feedback zu bekommen.
- *Spontan und individuell:* Du kannst durch das Buch blättern und die Stellen oder das Kapitel lesen und die Übungen ausprobieren, die dich spontan ansprechen.

Starte mit unserem polyvagalen Typentest (Abschnitt 4.2): Du bekommst direkt passende Übungsvorschläge und einen Trainingsplan, der zu deinem Nervensystem passt.

- *Für Soforthilfe mit dem Notfallkoffer:* Im Kapitel 4 des Buches findest du den polyvagalen Notfallkoffer mit Soforthilfe-Strategien für den Alltag. Diese Mini-Resets können deinem System dabei helfen, sich schnell wieder zu beruhigen. Wir möchten darauf hinweisen, dass die Tools aus dem Notfallkoffer nur dann effektiv greifen können, wenn du sie vorher in einem ruhigen Zustand einmal neugierig ausprobiert und auf deren Wirkkraft für dich untersucht hast. Im Notfall kann dein Gehirn dann besser darauf zurückgreifen.

Bevor du jetzt weiter einsteigst, möchten wir dich einladen, dir einige Fragen zu stellen. Nimm dir Zeit, die Fragen zu beantworten, und mach dir ein paar Notizen.

PVH 1: Wie möchtest du mit diesem Buch arbeiten?

Was möchtest du mit der PVH erreichen? Schreibe die Ziele hier auf:

....

....

....

....

....

....

....

Was könnte dich von den PV-Hausmitteln abhalten? Schreibe die Gründe hier auf:

....

....

....

....

....

....

....

Finde heraus, wann die ideale Übungszeit für dich ist (frühmorgens, mittags, abends):

....

....

....

....

....

....

....

Markiere die Übungen, die eine direkte Wirkung auf dich haben, mit einer kurzen Notiz. Sie dienen als Ressource, auf die du immer wieder zurückgreifen kannst.

....

....

....

....

....

....

1 DIE POLYVAGAL-THEORIE UND DER INNERE BODYGUARD

1.1 Das 1x1 des Nervensystems

Bevor wir tiefer in die Welt der Selbstregulation, der Vagusübungen und der Körperintelligenz eintauchen, werfen wir einen Blick auf die Grundlagen. Denn um sich selbst zu verstehen, ist es hilfreich zu wissen, wie der eigene Körper überhaupt funktioniert – vor allem, wenn es um das Nervensystem geht.

Stell dir das Nervensystem wie ein gigantisches Kommunikationsnetz vor. Es ist das, was dein Gehirn mit deinem Körper verbindet – und deinen Körper wiederum mit deinem Gehirn. Es sorgt dafür, dass du dich bewegen kannst, dass du spürst, hörst, riechst, schmeckst und dass deine Organe zuverlässig ihre Arbeit machen – ganz gleich, ob du schläfst oder wach bist. Und das alles in Echtzeit – mit einer Geschwindigkeit schneller als jeder Computer.

Damit all das reibungslos läuft, arbeitet unser Körper mit *zwei Nervensystemen*, die unterschiedliche Aufgaben haben:

- dem *somatischen Nervensystem* – also dem Teil, den du willentlich steuern kannst, und

- dem *autonomen Nervensystem* – das im Hintergrund für dich arbeitet, ohne dass du es bewusst lenkst.

Fangen wir mit dem somatischen System an – dem Teil, mit dem du dich wahrscheinlich am besten identifizieren kannst.

Das somatische Nervensystem

Das somatische Nervensystem ist dein bewusster Draht zur Welt. Es steuert alles, was du aktiv tust: laufen, sprechen, schreiben, tanzen, lachen, essen, umarmen, winken. Aber auch alles, was du wahrnimmst: Temperatur, Berührungen, Schmerz, Bewegung, Gleichgewicht – also alles, was dich spüren lässt, dass du einen Körper hast.

Gesteuert wird dieses System vom sogenannten *Neokortex*, dem entwicklungsgeschichtlich »jüngsten« Teil deines Gehirns. Du findest ihn – ganz bildlich – wenn du eine Hand auf deine Stirn und die andere auf deinen oberen Hinterkopf legst: Da liegt er, dein bewusster Denk- und Bewegungskopf.

Vom Neokortex aus ziehen Nervenbahnen über das Rückenmark zu deinen Muskeln – vor allem zu Armen und Beinen, aber auch zu Organen. Diese Nerven verlassen das Rückenmark über sogenannte *Spinalnerven.* Und über diese Leitungen bekommst du mit, was draußen passiert, – und kannst reagieren.

Das Besondere am somatischen Nervensystem: Es hat *zwei Hauptleitungen* – eine für die Bewegung *(Motorik)* und eine für die Wahrnehmung *(Sensorik).* Diese beiden arbeiten untrennbar zusammen.

Ein Beispiel aus dem Alltag: Wenn du mit dem Fuß über unebenes Gelände läufst, sendet der Gleichgewichtssinn (Sensorik) Signale ans Gehirn. Das Gehirn antwortet sofort mit kleinen Anpassungen in deinen Muskeln (Motorik), um dich im Gleichgewicht zu halten. Zack – du bleibst aufrecht.

Oder andersrum: Du legst aus Versehen die Hand auf eine heiße Herdplatte. Die Hautnerven melden: »Aua, zu heiß!« – und dein Gehirn schickt den Befehl an die Muskulatur: »Zieh die Hand weg!« Das Ganze passiert so schnell, dass du darüber kaum nachdenken musst. Und trotzdem war alles bewusst gesteuert. Geniale Einrichtung, oder?

Wenn das System aus dem Takt gerät

Das somatische Nervensystem ist robust – aber nicht unverwundbar. Wenn eine Leitung gestört ist, kann das zu Bewegungs- oder Empfindungsproblemen führen. Je nachdem, wo die Störung sitzt, zeigt sich das ganz unterschiedlich.

Ein klassisches Beispiel ist der *Bandscheibenvorfall:* Dabei wird ein Spinalnerv im Rückenmark eingeengt. Die Folge: Schmerzen, Taubheitsgefühle oder sogar Lähmungen im Bein – manchmal auch Probleme beim Wasserlassen oder mit dem Darm. Auch die berühmte *Ischialgie* ist nichts anderes als eine Reizung des Ischiasnervs – also ein Alarm des somatischen Systems.

Bei einem *Schlaganfall* hingegen ist nicht der Nerv direkt betroffen, sondern das Gehirn selbst – genauer gesagt, der motorische Kortex. Wenn dieser Teil ausfällt, können ganze Körperhälften ihre Steuerung verlieren. Und bei Verletzungen des Rückenmarks können sogar ganze Körperabschnitte taub oder bewegungslos werden – samt der Organe, die dort versorgt werden.

All das zeigt: Das somatische Nervensystem ist hochkomplex – und gleichzeitig enorm wichtig für unser Lebensgefühl. Es verbindet das, was wir denken, fühlen und entscheiden, mit dem, was wir tun. Und es hilft uns, frühzeitig zu erkennen, wenn unser Körper überlastet oder gestresst ist. Denn erst, wenn wir spüren, dass etwas nicht stimmt, können wir bewusst gegensteuern – zum Beispiel mit einer Wärmflasche, einer Pause oder einem tiefen Atemzug.

Das autonome Nervensystem

Es gibt ein System in deinem Körper, das Tag und Nacht für dich arbeitet – ganz ohne dass du dich bewusst darum kümmern musst. Es lässt dein Herz schlagen, reguliert deine Körpertemperatur, hält die Atmung in Gang, kümmert sich um deinen Hormonhaushalt, deine Verdauung und deine Ausscheidung. Und das Beste daran: Es macht das alles selbstständig, wie ein gut eingespielter Automatismus im Hintergrund. Dieses System heißt *autonomes Nervensystem* – oder auch *vegetatives* Nervensystem.

Der Begriff »autonom« bedeutet nichts anderes als »selbstständig«. Es funktioniert also ohne deine bewusste Entscheidung. Du musst deinem Körper nicht sagen: »Bitte schlag mal ein bisschen schneller, ich laufe gerade die Treppe hoch.« Das macht dein System ganz von allein. Und selbst nachts, wenn du schläfst, bleibt es wach und achtet darauf, dass du erholt und stabil durch die Nacht kommst. Wie ein innerer Regisseur, der im Hintergrund das ganze Orchester deines Körpers leitet.

Seinen Sitz hat dieses System im sogenannten *Stammhirn*, auch *Reptiliengehirn* genannt. Das ist der älteste Teil unseres Gehirns – und er liegt ziemlich tief: genau da, wo dein Hinterkopf in den Nacken übergeht. Wenn du mal deine Hand dorthin legst, spürst du ungefähr, wo dieser primitive, aber überlebenswichtige Teil sitzt. Vielleicht kennst du den Trick mit dem kalten Waschlappen bei Nasenbluten? Der wird genau dorthin gelegt, um das Stammhirn zu beruhigen, – und das funktioniert tatsächlich.

Zwei Gegenspieler, ein Team: Sympathikus und Parasympathikus

Das autonome Nervensystem besteht aus zwei Hauptakteuren: dem *Sympathikus* und dem *Parasympathikus.* Man könnte sagen, sie sind Gegenspieler – aber eigentlich arbeiten sie Hand in Hand. Der eine bringt dich in Aktion, der andere sorgt dafür, dass du wieder runterkommst. Und gemeinsam sorgen sie dafür, dass dein System in Balance bleibt.

Der Sympathikus – dein innerer Gasgeber

Der Sympathikus ist dein körpereigenes Gaspedal. Sobald du in Aktion trittst – sei es beim Sport, beim Denken unter Druck oder in stressigen Situationen –, aktiviert er deinen Körper: Das Herz schlägt schneller, der Atem wird flacher, Muskeln spannen sich an. Er bringt den Körper in Kampf- oder Fluchtbereitschaft und macht dich handlungsfähig. Dafür schickt er Nervenimpulse über eine Art »Nervenautobahn«, die rechts und links neben der Wirbelsäule verläuft – vom Schädelansatz bis ins Becken. Von dort aus versorgt er alle wichtigen Organe und bringt den nötigen Energieschub.

Wenn der Sympathikus in Balance ist, spürst du das an genügend Energiereserven. Du fühlst dich frisch und voller Tatendrang. Du bist motiviert, bereit, auch mal ein Risiko einzugehen, und verwirklichst zuversichtlich deine Ziele. Aber wenn dieser Teil zu stark aktiviert ist, dann fühlst du dich in Habachtspannung, bist leicht gereizt und kannst schlecht schlafen.

Der Parasympathikus – deine innere Bremse

Der Gegenspieler dazu ist der Parasympathikus. Sein Starspieler heißt *Vagusnerv* – der zehnte Hirnnerv. Er ist der berühmte »große Ruhenerv« oder auch »soziale Nerv«, weil er so stark mit Sicherheit, Verbindung und Erholung zu tun hat. Und er ist in diesem Buch ein echter Hauptdarsteller.

Der Vagusnerv ist ein beeindruckender Langstreckenläufer: Er zieht sich vom Hirnstamm über den Hals durch den Brustkorb bis tief in den Bauchraum. Dabei besteht er aus zwei verschiedenen Anteilen:

Der *ventrale Vagusast* ist der jüngere Teil. Er verläuft durch Rachen, Kehlkopf, Lunge, Herz und Zwerchfell – also durch alles, was mit Stimme, Atmung und Nähe zu tun hat. Wenn dieser Teil aktiv ist, fühlst du dich sicher, geerdet, verbunden mit dir selbst und mit anderen. Du kannst entspannen, loslassen, zuhören, mitfühlen, genießen.

Der *dorsale Vagusast* ist der ältere Teil. Er zieht sich unterhalb des Zwerchfells weiter bis zu Magen, Darm und inneren Organen. Er ist dafür zuständig, dass dein Körper wirklich tief in die Regeneration geht. Wenn alles gut läuft, spürst du das als wohlige Müdigkeit oder Gluckern im Bauch. Aber wenn dieser Teil zu stark oder zu plötzlich aktiviert wird, kann das System zu weit heruntergefahren werden – bis hin zu Erschöpfung, Erstarrung oder innerem Rückzug.

In der Polyvagal-Theorie von Stephen Porges wird dieser Unterschied genau beschrieben. Der ventrale Vagus steht für Kontakt, Vertrauen und Verbindung – der dorsale eher für Rückzug und Schutz. Beides hat seine Berechtigung. Die Kunst liegt im richtigen Maß.

Warum die Balance so entscheidend ist

Sympathikus und Parasympathikus sind wie zwei Pole, zwischen denen dein Leben hin- und herschwingt. Der eine bringt dich in die

Aktivität, der andere hilft dir, dich wieder zu erholen. Und genau dieses Wechselspiel ist es, was unser System gesund hält.

Wenn diese Balance gestört ist – wenn zum Beispiel der Sympathikus ständig auf Hochtouren läuft oder der Parasympathikus zu tief in den Rückzug geht –, dann zeigt sich das oft an ganz konkreten Beschwerden. Und zwar nicht nur körperlich, sondern auch seelisch.

Mögliche Symptome eines gestörten Nervensystems:

- Herzklopfen, Herzrhythmusstörungen
- chronische Faszienverspannungen
- hoher Blutdruck
- Magen-Darm-Beschwerden, Reizdarm
- Erschöpfung, Schlafprobleme
- Fibromyalgie, Diabetes Typ 2.

Aber auch auf der psychischen Ebene macht sich eine Dysbalance bemerkbar:

- Nervosität, Angstzustände, Panik
- Reizbarkeit, Aggression
- depressive Verstimmungen, emotionale Erschöpfung
- Burn-out, innere Leere, Rückzug.

Die gute Nachricht: Unser Nervensystem ist trainierbar. Und genau darum geht es in diesem Buch. Du wirst lernen, wie du dein System wieder in die richtige Spur bringen kannst – sanft, effektiv und auf eine Weise, die zu dir passt.

1.2 Der innere Bodyguard und die drei Schaltkreise des Überlebens

Wenn alles in Balance ist, arbeiten Sympathikus und Parasympathikus wie zwei gut eingespielte Partner: Der eine bringt dich in Aktion, der andere hilft dir, dich zu erholen. Der ventrale Vagusast – der jüngere Teil des Parasympathikus – sorgt dabei für soziale Verbundenheit, Ruhe und ein stabiles Wohlgefühl. Dein Herz schlägt ruhig, du atmest gleichmäßig, deine Muskeln sind entspannt und du fühlst dich sicher in deiner Haut.

Doch genau dieses Gefühl von Sicherheit ist keine Selbstverständlichkeit. Es ist das Ergebnis eines ständigen inneren Abgleichs, eines hochsensiblen Überwachungssystems, das blitzschnell erkennt, ob du gerade in Sicherheit bist oder nicht. Und hier kommt eine weitere wichtige Figur ins Spiel: der *innere Bodyguard*, wie wir ihn gerne nennen.

In der Polyvagal-Theorie spricht Stephen Porges von *Neurozeption.* Das ist eine Art inneres Sicherheitsradar, das permanent prüft, ob Gefahr droht. Dieser Bodyguard entscheidet nicht rational oder logisch. Er spürt, hört, sieht, riecht und interpretiert – blitzschnell, bevor du überhaupt bewusst etwas wahrnimmst.

- Ist es sicher, was ich mache?
- Ist mit meinem Körper alles in Ordnung?
- Ist der Ort sicher, an dem ich mich befinde?
- Kann ich der Person vertrauen, mich sicher fühlen?

Sobald dieses System ein Warnsignal empfängt, sei es aus dem Körperinneren oder von außen, reagiert es. Manchmal mit einem kleinen Aufmerken oder Ohrenspitzen, manchmal mit voller Alarmbereitschaft. Dieser Mechanismus läuft automatisch ab, ganz ohne dein Zutun.

Damit du dir besser vorstellen kannst, wie dieser Bodyguard arbeitet, nutzen wir ein einfaches Bild: die innere Ampel. Je nachdem, wie dein Nervensystem die Situation einschätzt, schaltet sie auf Grün, Gelb oder Rot um. Jeder dieser Zustände aktiviert ein anderes Überlebensprogramm. Und jedes dieser Programme erfüllt seinen Sinn, selbst wenn es sich im Alltag manchmal ziemlich unangenehm anfühlt.

Also schauen wir jetzt gemeinsam auf die drei Schaltkreise des autonomen Nervensystems: Sicherheit, Gefahr und Lebensgefahr – und darauf, wie dein innerer Bodyguard dich durch diese Zustände navigiert.

Die Ampel steht auf Grün: Sicherheit

> Umschalten auf den ventral-parasympathischen Vagusast

Wenn dein innerer Bodyguard überall Entwarnung signalisiert, schaltet er auf Grün. Alles ist in Ordnung. Deine Gelenke fühlen sich stabil an, du hast weder Hunger noch Durst, die Umgebung ist angenehm, Menschen lächeln dich an, du hörst freundliche Stimmen, spürst angenehme Temperaturen, atmest frei. Dein Nervensystem denkt sich: »Hier kann ich bleiben.«

In diesem Zustand ist der ventrale Vagusast aktiv. Das ist der Teil deines Nervensystems, der dafür sorgt, dass du dich mit dir selbst und mit anderen verbunden fühlst. Dein Herz schlägt im Takt zur Atmung, dein Gesicht ist weich, deine Stimme klingt warm und obertonreich. Du bist klar im Kopf, offen im Herzen, elastisch im Körper. Auch die Faszien reagieren geschmeidig. Nichts fühlt sich hart oder blockiert an.

In diesem »grünen« Zustand funktioniert alles optimal. Du kannst zuhören, dich konzentrieren, kreativ sein, liebevoll mit anderen in Kontakt gehen. Du bist neugierig, offen, humorvoll – einfach du selbst.

Dieser Zustand ist nicht spektakulär. Aber er ist lebenswichtig, weil er die Grundlage für Heilung, Beziehung und Entwicklung ist.

Die Ampel steht auf Gelb: Gefahr

> Umschalten auf den Sympathikus

Wenn der Bodyguard das Gefühl hat: »Hier stimmt was nicht«, schaltet er auf Gelb um. Vielleicht ist es nur ein kleines Zwicken im Rücken, ein flackerndes Licht, eine angespannte Stimme, ein unfreundlicher Blick oder ein Gedanke, der sich bedrohlich anfühlt. Für dich mag es unbedeutend wirken, aber dein Sicherheitsradar nimmt es ernst.

Die Folge: Der Sympathikus übernimmt das Kommando. Er fährt das ganze System hoch. Dein Herz schlägt schneller, du atmest flacher, deine Muskeln in Nacken, Kiefer und Rücken spannen sich an. Das gibt ein Gefühl von Selbstbewusstsein. Die Faszien ziehen sich zusammen wie ein Schutzmantel.

Adrenalin wird ausgeschüttet. Dein Gehirn ist auf Hochleistung, dein Blick wird fokussierter, deine Gedanken springen schneller. Du willst eine Lösung finden, und zwar sofort.

Dieser Zustand ist gemacht für Situationen, in denen du kämpfen oder fliehen musst. Der Körper wird mobilisiert, um dich aus der Gefahr zu bringen. Gleichzeitig schaltet dein Gehirn in den »schnellen Denkmodus«. Logik wird zweitrangig. Es zählt nur eins: Wie komme ich hier heil raus?

Wenn du die Situation erfolgreich bewältigen kannst, etwa durch ein klärendes Gespräch, eine ernst gemeinte Entschuldigung, ein nettes Lächeln oder eine versöhnliche Umarmung, – dann drückt dein Bodyguard wieder auf die Bremse. Der Parasympathikus übernimmt und du landest sanft erneut im grünen Bereich.

Aber: Wenn dieser Abschluss fehlt, bleibt die Ampel auf Gelb stehen. Du funktionierst zwar – aber unter Daueranspannung. Du bist reizbarer, unkonzentrierter, müder, schneller erschöpft. Dein Körper bleibt im Stand-by-Modus.

In unserer heutigen Zeit ist genau das oft der Fall. Wir rennen von einem Reiz zum nächsten, ohne je wirklich »anzukommen«. Gabor Maté nennt das den »chronisch variablen Stresszustand«. Eine Art Dauer-Gelb, das irgendwann krank macht.

Ampel steht auf Rot: Lebensgefahr

> Umschalten auf den dorsal-parasympathischen Vagusast

Wenn weder Flucht noch Kampf möglich sind und dein System die Lage als ausweglos einstuft, schaltet dein Bodyguard auf Rot. Dann sagt dein Nervensystem: »Ich kann nicht mehr, ich zieh den Stecker.«

In diesem Moment übernimmt der dorsale Vagusast das Kommando, der ältere, tiefgreifende Teil deines Parasympathikus. Er drückt auf die Notbremse: Dein Herz wird langsamer, dein Körper »wird müde«, du fühlst dich leer und kraftlos. Es werden sedierende Substanzen ausgeschüttet. Du fühlst keinen Schmerz, sondern bist taub und wie in Watte gepackt. In schweren Fällen spricht man von Erstarrung oder Dissoziation. Das ist ein Zustand, in dem du zwar funktionierst, aber innerlich »nicht mehr da bist«.

In leichterer Form taucht dieses Programm auch im Alltag auf. Wenn ganz plötzlich die Stimmung in den Keller rutscht, steht der dorsale Vagus schon auf der Bremse. Du fühlst dich erschöpft und gleichzeitig überreizt. Kleinigkeiten können dich dann überfordern. Du wirst geräusch- und lichtempfindlich, dein Herz reagiert sensibel auf kleinste Trigger, dein Körper »zieht sich in sich selbst zurück«.

In diesem Zustand ist das Regulationssystem blockiert. Gaspedal und Bremse drücken gleichzeitig. Das Herz ist im Chaos, die Herzratenvariabilität (siehe S. 61) sinkt und das System kann von allein kaum wieder in den grünen Bereich zurückfinden.

Dieser Zustand wird oft nicht als Stress erkannt, weil er sich nicht wie Anspannung, sondern wie Erschöpfung anfühlt! Doch gerade chronische Erschöpfung, Fibromyalgie, depressive Episoden oder unerklärliche Magen-Darm-Beschwerden entstehen häufig genau hier. Aus einem Nervensystem, das sich nur noch durch Abschalten zu schützen weiß.

Der erste Schritt zu einem balancierten Nervensystem ist der, dass du dir deiner inneren Ampel und der verschiedenen autonomen Zustände im Alltag bewusst wirst. Diese können innerhalb von Sekunden wechseln oder auch über längere Zeit bestehen. Wenn du das nächste Mal bemerkst, dass du in einem dieser Zustände steckst – Gelb oder Rot –, dann ist das kein Zeichen, dass etwas falsch läuft, sondern ein Hinweis von deinem inneren Bodyguard, der versucht, dich zu schützen. Die gute Nachricht: Du kannst lernen, mit ihm zusammenzuarbeiten. Du kannst ihm zeigen, dass heute keine Gefahr mehr besteht. Du kannst dein System wieder in den grünen Bereich begleiten. Um dein Nervensystem im Alltag besser zu erforschen, kann dir die folgende PVH als Unterstützung dienen.

PVH 2: Entdecke im Alltag dein Nervensystem

Beobachte dich einmal einen Tag lang und frage dich, in welchen unterschiedlichen Zuständen du dabei warst.

Was bringt dich in einen ventral-vagalen, »grünen« Zustand?

Beschreibe dein ventrales Schlüsselerlebnis (ein besonderer Ort, eine bestimmte Musik, ein Film, eine bestimmte Tätigkeit, z. B. Musik machen, spazieren gehen, meditieren, Sport machen, dich mit einem Freund treffen).

....

....

....

....

Es ist gekennzeichnet durch Sicherheit und soziale Verbundenheit.

Emotionen wie: Freude, Zufriedenheit, Mitgefühl, Neugierde.

Körperlich: Ruhiger Herzschlag, entspannte Körperhaltung, tiefe Atmung.

Verhalten: Kreativität, Problemlösungsfähigkeit, Offenheit für Intimität.

Was bringt dich in einen sympathischen, »gelben« Zustand? (Z. B. wenn du Zeitdruck hast und viele Dinge auf einmal erledigen musst.)

....

....

....

....

Der Sympathikus des autonomen Nervensystems wird aktiviert, wenn wir ein Gefühl des Unbehagens verspüren – wenn etwas die neurologische Wahrnehmung von Gefahr auslöst, verbunden mit Kampf- oder Fluchtreaktionen. Es löst Emotionen wie Angst, Wut oder Frustration aus. Bei achtsamem Spüren nehmen wir oft eine erhöhte Herzfrequenz oder Anspannung wahr.

Was bringt dich in einen dorsal-vagalen, »roten« Zustand? (Z. B. schlechte Nachrichten aus der Familie; wenn ich für ein Problem keine *Lösung finde.)*

....

....

....

....

Allgemein: Tritt bei der Wahrnehmung von Lebensbedrohung auf. Es ist mit Emotionen wie Hoffnungslosigkeit, Betäubung, Verzweiflung verbunden. Körperlich bemerkbar: verlangsamte Herzfrequenz, niedrige Körpertemperatur, Immobilität. Führt zu Erstarrung, Isolation, Rückzug.

1.3 Die Polyvagal-Theorie kurz erklärt

Die Polyvagal-Theorie von Stephen Porges (2011, 2017) erweitert das Verständnis des autonomen Nervensystems (ANS) um eine dritte Komponente. Neben dem bekannten Wechselspiel zwischen Sympathikus (Anspannung) und Parasympathikus (Entspannung) identifizierte Porges einen zusätzlichen Ast des Vagusnervs, der für das Sicherheitsempfinden verantwortlich ist. Porges' Forschung an Frühgeborenen zeigte, dass Körperkontakt und Zuneigung die Herzratenvariabilität (im Unterschied zur Herzkohärenz, vgl. Abschnitt 2.2.2) und Überlebenschancen der Babys verbesserten.

Dadurch bekommt der ventrale Zweig des Vagusnervs, welcher sich im oberen Körperbereich über dem Zwerchfell befindet, eine zentrale Rolle in sozialen Interaktionen. Er reagiert sensibel auf zwischenmenschliche Begegnungen, beeinflusst dabei die Herzaktivität und trägt maßgeblich zur Stressreduktion bei. Dieser Nervenstrang fungiert somit als biologische Brücke zwischen sozialer Verbundenheit und körperlichem Wohlbefinden, indem er positive soziale Erfahrungen in beruhigende physiologische Reaktionen übersetzt.

Die Polyvagal-Theorie baut auf dem Jackson'schen Prinzip der »Dissolution« (Jackson 1884) auf. Abhängig von der subjektiven Bedrohungslage erfolgt hiernach die Aktivierung der drei neurophysiologischen Systeme in einer festen hierarchischen Abfolge – vom phylogenetisch jüngsten und differenziertesten zum ältesten und primitivsten Muster (siehe Abb. 3):

1. **Soziales Engagement** (ventraler Vagus) wird zuerst aktiviert, um durch soziale Interaktion Sicherheit zu finden. Das System reguliert Gesichtsausdrücke, Stimmmodulation und andere Signale, die Vertrauen und Sicherheit vermitteln. Wenn wir uns sicher fühlen, ermöglicht dies positive soziale Interaktionen und fördert gleichzeitig die physiologische Erholung und das Wachstum.

2. **Kampf oder Flucht** (Sympathikus) werden aktiviert, wenn soziale Maßnahmen nicht ausreichen. Dies ist ein zentraler Mechanismus des autonomen Nervensystems und spielt eine entscheidende Rolle bei der Stressbewältigung. Chronische Aktivierung dieser Reaktion – etwa durch anhaltenden Stress oder traumatische Erfahrungen – kann langfristig zu gesundheitlichen Schäden führen.

3. **Erstarrung** (dorsaler Vagus) wird als letzter Ausweg aktiviert, wenn Flucht oder Kampf nicht möglich sind. Der dorsale Vagusnerv löst bei lebensbedrohlichem Stress eine »Vollbremsung« aus, bei der Herzfrequenz, Blutdruck und Muskelspannung drastisch reduziert werden.

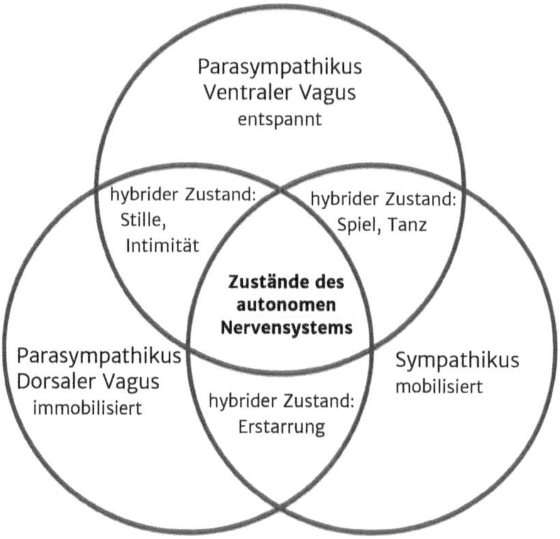

Abb. 3: Die Zustände des autonomen Nervensystems

Wie wir aus der Polyvagal-Theorie wissen, ist Verbundenheit ein biologischer Imperativ. »Das menschliche Neugeborene ist völlig hilflos. Um zu überleben, ist es auf den Schutz und die Bindung an die Mutter angewiesen« (Porges 2017, S. 54). Das grundlegende und angeborene Bedürfnis, sich sicher zu fühlen und sich mit anderen zu verbinden, ist die Kraft, die Menschen dazu bringt, eine vertrauensvolle Beziehung aufzubauen, die auch der Eckpfeiler einer wirksamen Therapie sein sollte – sei es eine Einzel-, Familien- oder Paartherapie. Porges erforschte dieses Konzept in der polyvagalen Theorie zusammen mit seiner Kollegin Deb Dana (2022). Sie lieferten Leitlinien für die Umsetzung einer »polyvagalen Linse« für die Therapie und den Prozess der Interozeption, den wir hier im Detail präsentieren.

Die Zusammenhänge zwischen Neurozeption und Interozeption zu erforschen heißt, jene neurophysiologischen Bedingungen zu analysieren, unter denen wir ein Gefühl von Sicherheit empfinden.

Menschen, die über ein stabileres neurophysiologisches Fundament verfügen, neigen dazu, Stress besser zu bewältigen, haben ein geringeres Risiko für psychische Störungen und können emotional belastbarer sein. Dies zeigt, wie wichtig ein gesundes autonomes Nervensystem für die psychische Widerstandsfähigkeit ist.

Die Polyvagal-Theorie revolutioniert unser Verständnis von Sicherheit als objektiv messbare neurophysiologische Grundlage für Wohlbefinden. Sie zeigt auch auf, dass soziale Verbundenheit nicht nur ein emotionales Bedürfnis ist, sondern eine zentrale Rolle für unsere körperliche Gesundheit spielt. Durch die Anwendung dieser Erkenntnisse können wir sowohl individuelle Heilungsprozesse als auch gesellschaftliche Strukturen verbessern.

1.4 Chronisch variabler Stress: der Bodyguard im Daueralarm

Das digitale Zeitalter stellt Körper und Psyche vor neue Herausforderungen

Die Technik wird zwar immer raffinierter, aber gleichzeitig gab es noch nie so viele psychisch kranke Menschen wie in der heutigen Zeit. Laut der Gesundheitsbefragung von 2021 des Robert Koch-Instituts (Allen et al. 2021) ist jeder Zweite chronisch krank. Unsichtbare Stressoren verändern grundlegend neurophysiologische Vorgänge in den Gehirnen. Chronische Verspannungen im Nacken oder im unteren Rückenbereich sind Volkskrankheit Nummer 1. Gleichzeitig stehen psychosomatische Störungen auf der Tagesordnung, die von Angststörungen bis zur Depression reichen. Diese sind oft auf eine stressbedingte Überlastung des autonomen Nervensystems zurückzuführen.

Gängige Empfehlungen wie Atemübungen, Meditation, Yoga, Aufenthalt an der frischen Luft und körperliche Aktivität sind weitverbreitet und haben ihre Berechtigung. Viele unserer Klienten haben diese Ansätze bereits ausprobiert, aber oft schnell wieder aufgegeben – sei es aufgrund der Anstrengung, der Unvereinbarkeit mit dem Alltag oder wegen ausbleibender Wirkung. Das Argument, das am häufigsten kommt, ist jedoch: Ich bin so fertig am Abend, dass ich es nicht geschafft habe, etwas für mich zu tun.

Ein typischer Tag heutzutage verläuft oft so: Der Wecker klingelt. Wir stehen auf. Dusche, Kaffee, kurzes Frühstück oder auch keins. Schneller Blick ins Handy. Kinder in den Kindergarten oder in die Schule bringen und dann ab zur Arbeit. Nach einem intensiven Kundengespräch folgt direkt eine Teambesprechung. In den kurzen Pausen wird durch Instagram gescrollt oder ein YouTube-Video angeschaut. Zwischendurch liest man einen spannenden Artikel oder überfliegt die aktuellen Nachrichten. Nach Feierabend beginnt dann der Alltagstrubel: Einkäufe erledigen, ins Fitnessstudio gehen, den Hund ausführen, das Abendessen zubereiten und die Kinder ins Bett bringen. Der Tag endet häufig damit, dass man im Bett noch am Smartphone surft, bis die Müdigkeit schließlich gewinnt.

Vielleicht fragst du dich, was an diesem eher unspektakulären Tag denn besonders anstrengend gewesen sein soll? Schließlich hast du kein Haus gebaut oder in drei Stunden eine Oper komponiert. Viele dieser Aktivitäten empfinden wir nicht als stressig – im Gegenteil, sie können sogar angenehm sein oder unser Gehirn verlangt regelrecht danach. Das Tückische an diesem Lebensstil ist die unterschwellige, aber konstante Dauerbelastung, der wir unbewusst unseren Körper und unser Nervensystem aussetzen. Wir fühlen uns gut bei dem, was wir tun, sind aber überrascht, wenn plötzlich die Energie schwindet oder körperliche Beschwerden auftreten. Diese schleichende Überlastung kann langfristig zu ernsthaften gesundheitlichen Problemen führen, ohne dass wir den Zusammenhang zunächst erkennen.

Im Folgenden sind noch einmal die Symptome zusammengestellt, durch die sich chronisch variabler Stress beispielsweise zeigen kann.

Symptome, die häufig mit chronisch variablem Stress (CVS) assoziiert werden:

- Angstzustände und Panikattacken
- innere Unruhe und chronische Erschöpfung
- Magen-Darm-Probleme
- Herzklopfen und Angstzustände
- Vergesslichkeit und Konzentrationsprobleme

- Ungeduld und leichte Reizbarkeit
- Wortfindungsstörungen und Gedankennebel
- Infektanfälligkeit und schwaches Immunsystem.

Für den Traumaforscher Gabor Maté (2023) stellt diese Art von Dauerstress ein unsichtbares gesundheitliches Risiko dar. In seinem Buch *Vom Mythos des Normalen* beschreibt er den Zusammenhang zwischen chronisch variablem Stress (CVS) und der Entstehung von Autoimmunerkrankungen. Für Maté ist chronischer Stress nicht nur das Offensichtliche – Termindruck, Lärm, Streit. Sondern vor allem das, was unter der Oberfläche liegt: dauerhafte innere Anspannung, verursacht durch die Anpassung an früh erlernte Überlebensstrategien. Viele Menschen leben in einem Zustand chronischer Selbstverleugnung: Sie funktionieren, leisten, helfen, lächeln – während ihr Nervensystem konstant im Alarmzustand bleibt. Und dieser Zustand ist nicht konstant hoch, sondern fluktuiert, was ihn so tückisch macht: mal angespannt, mal erschöpft, mal scheinbar normal – doch nie wirklich sicher. Nach Maté beginnt Heilung dort, wo wir wieder in Kontakt kommen mit unserem wahren Erleben – mit dem, was wir früher unterdrücken mussten, um zu überleben.

Aber was unterscheidet Trauma von CVS?

In der klinischen Praxis mit Stress- und Trauma-Patienten offenbaren sich oft Parallelen zwischen den Symptomen von chronisch variablem Stress (CVS) und posttraumatischer Belastungsstörung (PTBS). Ihre Unterscheidung fällt manchmal schwer:

Trauma entsteht meist durch überwältigende Erfahrungen, die zu schnell, zu plötzlich oder heftig waren, um sie in dem Moment zu verarbeiten. Beispiele wären Unfälle, Gewalt, Missbrauch oder medizinische Eingriffe und plötzliche Verluste. Das Nervensystem bleibt stecken – entweder in Kampf, Flucht oder Erstarrung *(Freeze)*.

Chronisch variabler Stress (CVS) entsteht eher durch dauerhafte Belastungen oder subtile, wiederkehrende Überforderung. Also kein einzelnes Schockereignis, sondern eine anhaltende Dosis Stress, die nie richtig aufgelöst wird. Im Gegensatz zu einer normalen

Stressreaktion, die einen Anfang und ein Ende hat, fehlt dem chronisch variablen Stress ein Abschluss. Sobald ein Stressor endet, wartet oft schon der nächste, sodass keine Phase der Entspannung oder des Durchatmens stattfindet. Dies führt dazu, dass der Körper in einem dauerhaften Alarmzustand bleibt und nicht ohne Weiteres in den Entspannungszustand zurückkehren kann. Trauma ist der »Schock im System«, CVS ist der »Dauerdruck im System«. Beides braucht Regulation – aber auf unterschiedliche Weise.

Beide Zustände können die Lebensqualität der Betroffenen erheblich beeinträchtigen. Charakteristisch für beide Zustände ist eine sensorische Überflutung, bei der das Gehirn Schwierigkeiten hat, Sinneseindrücke und emotionale Reize angemessen zu verarbeiten. Dies resultiert in einer anhaltenden Überaktivierung des Nervensystems und verstärkten körperlichen Abwehrreaktionen. Die Klienten fühlen sich verspannt, reagieren überempfindlich auf Licht, laute Geräusche und unerwartete Berührungen. In einigen Fällen kann es zur Aggression, Überforderung und Schreckhaftigkeit oder zu Zwangshandlungen kommen. Eine andere Form der Reaktion bei PTBS ist die chronische Entkopplung von Körperempfindungen und Emotionen. In einem Versuch, überwältigende Gefühle zu bewältigen, können sensorische Erfahrungen gedämpft und Emotionen abgeschaltet werden. Dies führt zu einem Gefühl der emotionalen Taubheit oder einer Art innerer Leere.

Die unsichtbaren Gefahren für unser Nervensystem

Aber was belastet denn nun unseren Organismus im Einzelnen? Wir versuchen hier, den unsichtbaren Geistern einen Namen zu geben. Denn wenn wir Dinge, die im Nebel liegen, benennen können, ist das der erste Schritt, um bewusste Gegenmaßnahmen einzuleiten.

Gefahr Nr. 1: Fehlender Rhythmus, fehlende Pausen

In unserer digitalen Zeit verschwinden Pausen fast unbemerkt aus dem Alltag. Wir springen von Aufgabe zu Aufgabe, von Nachricht zu Nachricht und merken oft nicht einmal, dass wir dabei einem starren, linearen Zeitverständnis folgen. Der Psychiater und Philosoph Thomas Fuchs beschreibt dieses lineare Zeitempfinden als eine Zeit, in der der natürliche Wechsel von Tag und Nacht, von Wachen und Ruhen kaum noch eine Rolle spielt, weil alles immer und überall verfügbar ist.

Doch seit Anbeginn der Menschheitsgeschichte leben wir eingebettet in zyklische Abläufe, in die sanften, aber kraftvollen Pulse der Natur. Das Wort »Rhythmus« beschreibt nicht nur die zeitliche Gliederung in der Musik, sondern auch den Lebensfluss selbst. Rhythmus gibt der Zeit Bewegung und Struktur, er trägt uns wie eine unsichtbare Welle und kann uns in einen Zustand von Leichtigkeit und Flow führen.

Es gibt universelle Rhythmen, die uns alle verbinden: den Atemrhythmus, den Herzschlag, den Wechsel von Tag und Nacht, das Kommen und Gehen von Ebbe und Flut. Und es gibt den ganz persönlichen, individuellen Rhythmus eines jeden Menschen, der von langen und kurzen Phasen, von Aktivität und Pause geprägt ist. Dieser Wechsel ist sehr individuell und tief in unserer Biologie verwurzelt.

Die lineare Zeit hingegen ist Maschinenzeit. Diese ist effizient, aber leblos. Sie kennt keine Jahreszeiten, keinen Sonnenauf- oder -untergang, keinen Atemzug, der sich verlangsamt, um Raum für Stille zu lassen. Die zyklische Zeit hingegen ist das, was uns menschlich macht: Sie erinnert uns an unsere Verwurzelung in der Natur, an das Wechselspiel von Spannung und Entspannung, von Tun und Sein.

Die wahre Kunst unserer Zeit liegt darin, beide Zeitachsen miteinander zu verbinden. Die lineare, die uns Struktur gibt, und die zyklische, die uns lebendig hält. Wenn wir beides bewusst in unser Leben einweben, können wir auch in einer hochdigitalisierten Welt unsere Menschlichkeit bewahren. Die polyvagale Hausapotheke möchte dazu Anregungen geben – als Einladung, innezuhalten, den eigenen Rhythmus wiederzufinden und den verloren geglaubten Puls des Lebens zurück ins Herz zu holen.

Gefahr Nr. 2: Reizüberflutung – zu wenig Raum für zu viele Reize

Neben dem fehlenden Rhythmus und der Entspannung kommt bei chronisch variablem Stress ein dritter, wesentlicher Faktor zu kurz. Wir lassen unserem Gehirn keine Zeit dafür, Erlebnisse richtig zu durchleben, zu verarbeiten und einzuordnen. Die Flut der hereinströmenden Informationen ist zu groß, sodass diese nicht vom Arbeits- ins Langzeitgedächtnis übertragen und dort abgelegt werden können.

Der sensorische Speicher organisiert sehr kurzfristig Informationen, die durch unsere Sinnesorgane aufgenommen werden. Eine übermäßige Anzahl von Sinneseindrücken kann zu kognitiver Überlastung oder verminderter Aufmerksamkeit führen. Hier behilft sich das Gehirn mit einem Trick: Was es gerade nicht erledigen kann, das wandert in den Zwischenspeicher des Kurzzeitgedächtnisses und wartet dort auf nachträgliche Verarbeitung.

Der menschliche Geist funktioniert ähnlich wie ein Computersystem bei der Verarbeitung und Speicherung von Informationen. Stelle dir unser Gehirn als eine komplexe Festplatte vor.

In unserem hektischen Alltag nehmen wir ständig neue Eindrücke und Informationen auf, ohne sie sofort richtig einzuordnen. Diese unsortierten »Datenfragmente« sammeln sich in unserem mentalen »Desktop« an – vergleichbar mit einem unaufgeräumten Schreibtisch.

Mit der Zeit führt diese Ansammlung unverarbeiteter Eindrücke zu einer »Verlangsamung« unserer geistigen Prozesse. Wir fühlen uns überfordert, unkonzentriert oder sogar wie »eingefroren« – ähnlich einem überlasteten Computer.

Das ist ähnlich dem mentalen Völlegefühl, das wir erleben, wenn wir einen neuen Workshop besuchen und mit Informationen bombardiert werden. Irgendwann ist die Aufnahmekapazität voll. Man kann nicht mehr zuhören oder fühlt sich sogar leicht gereizt: ein typisches Anzeichen für einen überfüllten Kurzzeitspeicher durch chronisch variablen Stress.

Gefahr Nr. 3: Unterdrückte Sensomotorik: Gefangen im Kopf – still im Körper

Zu einer Überlastung des sensorischen Speichers kommt es auch, wenn wir Sinnesreize zwar aufnehmen, aber nicht sensomotorisch verarbeiten. Neurobiologisch ist es vorgesehen, dass auf einen Reiz eine körperliche Reaktion in Form einer Bewegung folgt. Ich höre ein Geräusch und drehe meinen Kopf in Richtung der Geräuschquelle. Jetzt kann mein Gehirn entscheiden, ob es ein gefährliches Geräusch ist, und Schutzmaßnahmen, wie Kopf einziehen oder wegdrehen, veranlassen oder es entscheidet, dass es ein ungefährliches Geräusch war, und das nach oben gefahrene System entspannt sich wieder. Das Geräusch wird vergessen.

Im Folgenden sind noch einmal mögliche Anzeichen einer Überfüllung des sensorischen Speichers zusammengestellt.

Anzeichen eines überfüllten sensorischen Speichers:

- mentales Völlegefühl
- Reizbarkeit
- Konzentrationsschwierigkeiten
- Schwindel
- chronische Erschöpfung
- erhöhte Triggeranfälligkeit
- chronische Anspannung
- Einschlafstörungen
- Überempfindlichkeit gegenüber Geräuschen
- Abneigung gegen Berührungen.

Wir können diese Bewegungsimpulse auf Reize auch unterdrücken oder haben es spätestens in der Schule »verlernt«, ihren propriozeptiven Sinn zu erkennen. So wurden wir vom Lehrer ermahnt, still sitzenzubleiben oder nicht zu zappeln, während wir uns Lernstoff aneignen sollten. Dieses Stillsitzen trägt nur dazu bei, dass die Gehirne überlastet werden. Viel hirnfreundlicher ist es, wenn man nach 45 Min. Unterricht eine bewegte Pause einlegt, in der die Sensomotorik und das Zusammenspiel beider Gehirnhälften trainiert werden.

Beim Ballspielen wird nicht nur die Augen-Hand-Koordination trainiert, sondern auch die sensorische Integration im zentralen Nervensystem gefördert. Durch die Aktivierung regulativer Mechanismen – insbesondere in den frontoparietalen Netzwerken und im

Kleinhirn – werden eingehende visuelle und propriozeptive Signale präziser verarbeitet. Diese verbesserte Verarbeitung wiederum erleichtert die strukturierte Aufnahme neuer Informationen und unterstützt ihre Konsolidierung im Langzeitgedächtnis. Bei Kindern mit ADHS können durch dieses Training Konzentration und Lese-Rechtschreib-Leistung verbessert werden. Ferner werden Teamgeist und soziales Verhalten trainiert.

Gefahr Nr. 4: Digitaler Tunnelblick – verloren im Feed, getrennt vom Gefühl

»Doomscrolling« oder »Doomsurfing« (von engl. *doom* = Verderben) bezeichnet das zwanghafte Konsumieren negativer Nachrichten – besonders in sozialen Medien und Nachrichtenportalen. Dieses Verhalten kann den Körper in einen dauerhaften Alarmzustand versetzen: Herzschlag und Atmung beschleunigen sich, Stresshormone steigen, und das Nervensystem bleibt über längere Zeit in erhöhter Wachsamkeit. Eine norwegische Untersuchung zeigte, dass bereits eine Stunde Doomscrolling am Tag die Wahrscheinlichkeit für Schlafprobleme um fast 60 % erhöht und Betroffene bis zu zwölfmal anfälliger für ernsthafte psychische Belastungen sind. Gleichzeitig wurden auch körperliche Symptome wie Kopfschmerzen, Verspannungen und Erschöpfung dokumentiert.

Die Flut an negativen Informationen überfordert nicht nur unsere Konzentrationsfähigkeit, sondern auch unsere Entscheidungsfindung im Alltag. Eine Studie der National Academy of Sciences (The National Academies of Sciences, Engineering, Medicine 2019) belegt, dass wiederholter negativer Nachrichtenkonsum zu anhaltend erhöhten Stressreaktionen führt – mit direkten Auswirkungen auf mentale und körperliche Gesundheit.

Unser Gehirn ist evolutionär darauf programmiert, negativen Informationen mehr Aufmerksamkeit zu schenken. Dieser *Negativity Bias* war ursprünglich ein Überlebensvorteil, weil Gefahren schneller erkannt werden konnten. Heute jedoch führt er dazu, dass wir negative Nachrichten intensiver wahrnehmen und emotional stärker auf sie reagieren. Wir unterschätzen, wie häufig positive Ereignisse tatsächlich stattfinden, und überschätzen die Häufigkeit negativer Meldungen. Aus dieser Verzerrung heraus suchen wir oft weiter nach Nachrichten – in der Hoffnung, endlich auf etwas Positives zu stoßen.

Hinzu kommt der *Confirmation Bias:* Wir tendieren dazu, Informationen zu bevorzugen, die unsere bestehenden Ansichten oder Befürchtungen bestätigen. Wer sich in einer negativen Grundstimmung befindet, wird daher automatisch eher pessimistische Nachrichten als relevant empfinden – und diese häufiger anklicken oder lesen. Algorithmen sozialer Plattformen verstärken diesen Effekt, indem sie ähnliche Inhalte immer wieder vorschlagen.

Neuere Beobachtungen zeigen zudem einen weiteren Effekt: Übermäßiger passiver Medienkonsum kann zu einem Phänomen führen, das im Internetslang als *Brainrot* (dt. »Gehirnfäule«) bezeichnet wird, – einer spürbaren Abnahme von Aufmerksamkeitsspanne, Gedächtnisleistung und kognitiver Flexibilität.

Zurück bleibt oft ein Gefühl von innerer Enge, Daueranspannung und dem Verlust des Bezugs zu sich selbst. Je mehr Zeit wir im digitalen Tunnelblick verbringen, desto weniger Raum bleibt für positive Aktivitäten, für echten sozialen Kontakt oder für die Regeneration unseres Nervensystems.

Gefahr Nr. 5: Zwangshaltung und unnatürliche Bewegung – geklickt, gekrümmt, gefangen

Unsere Faszien und Gelenke lieben Bewegung – und zwar nicht irgendeine, sondern den natürlichen Wechsel von Spannung und Entspannung, von Beugen und Strecken, von Vor- und Zurückbewegungen. Dieser »Gegenschwung« sorgt dafür, dass die elastischen Bindegewebsstrukturen geschmeidig bleiben, gut durchblutet werden und ihre Aufgabe als unser inneres »Bewegungsnetz« erfüllen können.

Wenn wir jedoch stundenlang in einer gekrümmten Sitzhaltung tippen, klicken oder scrollen, passiert etwas anderes: Die Bewegungsvielfalt schrumpft auf ein Minimum. Die Gelenke stehen unter Dauerbelastung in einer einseitigen Position, die Faszien werden kaum noch gedehnt oder elastisch beansprucht. Ohne regelmäßige Wechselbewegungen neigen sie dazu, zu »verkleben« – winzige

Kollagenfasern richten sich starr in eine Richtung aus und verlieren ihre Gleitfähigkeit. Das Gewebe wird steifer, weniger durchlässig und schlechter mit Nährstoffen versorgt.

Hinzu kommt, dass die Zwerchfellaktivität – unser wichtigster Atemmuskel – in dieser Haltung eingeschränkt ist. Oft atmen wir flach, der Brustkorb hebt und senkt sich nur minimal. Das bedeutet: weniger Sauerstoff für Muskeln, Gehirn und Gewebe. Die Sauerstoffunterversorgung betrifft nicht nur die großen Muskelgruppen, sondern auch die feinen Strukturen in der Peripherie – Faszien, Bänder, sogar die Mikrozirkulation in Händen und Füßen.

Kein Wunder, dass wir uns steif und unbeweglich fühlen, wenn wir nach längerer Bildschirmzeit aufstehen: Die Füße wirken schwer, der Rücken fest, die Bewegungen unrund. Der Körper braucht Zeit, um wieder in seinen natürlichen Bewegungsrhythmus zurückzufinden.

Diese Zwangshaltung wirkt wie ein schleichender Entfremdungsprozess vom eigenen Körper. Die fehlenden Gegenschwungbewegungen nehmen dem Nervensystem wichtige propriozeptive Impulse – jene feinen Signale, die uns sagen, wo wir uns im Raum befinden. Bleiben diese Signale aus, kann das Gefühl für Stabilität und Sicherheit im eigenen Körper allmählich verblassen.

Die Lösung ist ebenso einfach wie entscheidend: Regelmäßige bewusste Gegenbewegungen – Strecken, Aufrichten, Dehnen, Schwingen – schenken den Faszien wieder Elastizität, füllen den Körper mit Sauerstoff und bringen das Nervensystem zurück ins Spüren.

Gefahr Nr. 6: Überlastung des visuellen Systems – im Blick gefangen, aus dem Spüren gefallen

Pausenloses Scrollen, ob in den sozialen Medien, durch Nachrichtenfeeds oder beim endlosen Surfen, kann wie eine digitale Hypnose wirken. Der Blick ist starr auf den Bildschirm gerichtet, der Daumen bewegt sich fast automatisch weiter, auch wenn der Kopf längst weiß, dass es Zeit wäre, aufzuhören. Währenddessen sinkt der Körper in eine eingefallene Haltung, der Atem wird flach und das Zeitgefühl löst sich auf. Zurück bleibt oft ein merkwürdiges Gefühl von innerer Leere.

Das visuelle System, unser mächtigster Sinneskanal, ist dabei dauerhaft im Hochbetrieb. Rund 70 % aller Sinneseindrücke, die das Gehirn erreichen, sind visueller Natur. Normalerweise arbeitet es im Zusammenspiel mit anderen Sinnen wie Hören, Riechen, Fühlen oder dem Gleichgewichtssinn im Innenohr. Doch beim ständigen Blick auf den Bildschirm werden diese anderen Kanäle unterversorgt.

Das hat Folgen: Wenn der visuelle Input dominiert, geraten Mittelhirn und Kleinhirn – wichtige Schaltstellen für Bewegung, Körperwahrnehmung und Emotionen – ins Hintertreffen. Die propriozeptive Rückmeldung aus Muskeln, Gelenken und Faszien wird schwächer und der Körper beginnt sich »abgekoppelt« anzufühlen. Faszien versteifen, Gelenke werden unbeweglicher, die Selbstwahrnehmung dumpfer.

Besonders kritisch ist die Auswirkung auf das *Vestibularorgan* im Innenohr, unser inneres Navigationssystem. Es ist eng mit der Augenbewegung verknüpft und gerät aus dem Takt, wenn wir zu lange auf nahe, statische Reize fixiert sind. Studien (u. a. Hitier, Besnarda. Smith 2014; Staab, Balaban a. Furman 2013) zeigen, dass Störungen im Vestibularapparat nicht nur Schwindel verursachen, sondern auch mit Angst, Depression und eingeschränkter emotionaler Selbstregulation verbunden sein können.

Diese einseitige Sinnesnutzung führt zu einer Art »innerer Überhitzung«: Das Gehirn ist mit der Flut visueller Reize beschäftigt, das Stammhirn interpretiert den Dauerbeschuss als potenzielle Gefahr – und schaltet in den Notfallmodus. Gleichzeitig fehlen ausgleichende Reize, die innere Balance und Sicherheit vermitteln.

Kurz gesagt: Wenn wir uns im Blick verlieren, verlieren wir das Spüren – und damit ein Stück unserer körperlichen und seelischen Heimat. Der Ausweg liegt nicht darin, auf Sehen zu verzichten, sondern die anderen Sinne wieder bewusst ins Spiel zu holen, um den inneren Gleichklang zu bewahren.

Um eine Überlastung im sensorischen Speicher zu erkennen, ist es sinnvoll zu lernen, sich selbst zu beobachten und sich etwa die folgenden Fragen zu stellen:

- Fühle ich mich oft »voll im Kopf«, obwohl ich eigentlich nichts körperlich getan habe?
- Habe ich das Gefühl, ständig Input zu bekommen – aber keine Zeit oder Möglichkeit, darauf zu reagieren?
- Erlebe ich Momente, in denen ich plötzlich gereizt, müde oder fahrig werde – ohne erkennbaren Auslöser?
- Wie oft nutze ich meine Hände aktiv im Alltag – im Vergleich zur Zeit, in der ich nur »aufnehme«?
- Gibt es Tätigkeiten, bei denen ich sofort spüre: *Jetzt wird mein Kopf wieder frei*?

Mit der folgenden PVH kannst du herausfinden, wie belastet dein System gerade ist.

PVH 3: Stresstest: Wie belastet ist dein Nervensystem?

Die Nackenmuskeln reagieren sehr empfindlich auf digitale Überreizung. Deswegen ist die Beweglichkeit der Halswirbelsäule ein direkter Feedbackgeber, wenn es darum geht, herauszufinden, ob der sensorische Speicher voll ist.

So geht's:

Setze dich aufrecht auf einen Stuhl oder stelle dich aufrecht hin.

Nun beginne langsam, deinen Kopf zuerst nach rechts, zurück zur Mitte und nach links zu bewegen.

Frage dich: Wie weit kannst du leicht und ohne Anstrengung deinen Kopf nach links und rechts bewegen. Ist die Bewegung zu einer Seite blockiert? Fühlt sich die Bewegung schwer an?

Je leichter und freier die Bewegung ist, desto weniger ist dein System belastet. Je unbeweglicher und schwerer sich der Kopf bewegen lässt, desto voller ist dein sensorischer Speicher. Höchste Zeit ihn zu entleeren.

Dies Entlasten geht am besten über die Faszien. Sie sind nicht nur Speicher für Spannung und Eindrücke, sondern auch ein Tor, durch das du Belastungen wieder abfließen lassen kannst.

Mit der nächsten PVH, dem Faszienklopfen, öffnest du dieses Tor und der Informationsstau kann abfließen.

PVH 4: Das Fasziennetz aufwecken: die Faszien-Klopftechnik

Das Faszienklopfen ist wie ein kleines Aufweckritual für deinen Körper. Mit den sanften Impulsen aktivierst du dein Bindegewebe, bringst deine Wahrnehmung in die Gegenwart und wirkst Reizüberflutung entgegen.

Wirkung in Kürze:

- löst Spannungen und aktiviert das Fasziennetz
- stärkt deine Körpergrenzen und dein Sicherheitsgefühl
- macht gute Laune.

So geht's:

Bevor du loslegst, überprüfe die Beweglichkeit deiner Halswirbelsäule.
Frage dich: Wie geht es mir gerade? Fühlst du dich müde, gereizt oder überfordert?
Beginne dann, mit deinen Fingerspitzen sanft deine Kopfhaut zu klopfen.
Klopfe dabei nicht einfach mechanisch, sondern spüre, wie sich die beklopften Stellen unter deinen Fingern anfühlen. Gibt es Bereiche, die sich klar oder dumpf, angenehm oder eher nicht spürbar anfühlen?

Je genauer du wahrnimmst, desto schneller weckst du dein Fasziennetz auf.

Klopfe weiter – wecke sanft deine Gesichtsmuskeln auf, wandere über den Hals zum Nacken, zu den Schultern und Armen.

Dann klopfe über die Brust, den Bauch, den Po und den unteren Rücken.
Bleibe bei den Stellen, die sich gut anfühlen, ein bisschen länger.

Klopfe schließlich auch die Vorder-, Rück-, Innen- und Außenseiten deiner Beine ab – nur so weit nach unten, wie es für dich bequem ist.

Danach richte dich auf.
Schließe die Augen und spüre: Wie fühlt sich das Gewebe unter deiner Haut jetzt an? Wärmer, weicher, lebendiger?
Drehe den Kopf – ist die Bewegung leichter geworden? Lauf ein paar Schritte. Hat sich dein Gang verändert? Hat sich deine emotionale Stimmung verändert?

Nachdem dein Fasziennetz nun geweckt und dein Körper lebendiger geworden ist, geht es im nächsten Schritt darum, auch deine Augen wieder in Bewegung zu bringen. Denn so wie Faszien Spannung speichern können, sammeln auch die Augen ununterbrochen Eindrücke – oft ohne dass der Körper darauf antwortet. Mit der folgenden Übung stellst du die Verbindung von Sehen und Tun wieder her und entlastest damit deinen sensorischen Speicher.

PVH 5: Sehen in Bewegung – den sensorischen Speicher entlasten

Diese PVH hilft dir, den Übergang von »passivem Sehen« zu »aktivem Tun« wiederherzustellen. Du verbindest die Augen mit einer einfachen Handbewegung – und gibst deinem System damit das, was es so dringend braucht: eine *sensomotorische Antwort*, eine Möglichkeit, den Input zu verarbeiten.

Wirkung:

- entlastet den sensorischen Speicher und löst innere Anspannung
- stärkt die Hand-Auge-Koordination und das Gefühl von Präsenz
- bringt Leichtigkeit und Klarheit in Kopf und Blick.

Vorbereitung:

Such dir einen kleinen Gegenstand, der angenehm in der Hand liegt – z. B. einen weichen Ball, einen Stift, eine kleine Kugel oder ein Knäuel Wolle.

So geht's:

1. **Ankommen und wahrnehmen**
   Setz dich bequem hin oder steh aufrecht. Spür deine Füße auf dem Boden.
   Beobachte für einen Moment, wie sich dein Blick anfühlt.
   Ist er müde, sprunghaft, starr?
   Wie fühlt sich dein Kopf an – voll, leer, unklar?
2. **Die Augen in Bewegung bringen**
   Nimm nun deinen Gegenstand in eine Hand und beginne, ihn von einer Hand zur anderen zu werfen – ganz leicht, in deinem Tempo.

Begleite die Bewegung mit deinem Blick.
Wichtig: Lass deine Augen dem Objekt folgen – aber ohne Anstrengung.
Spüre, wie sich deine Augen wieder *mit dem Tun verbinden.*

3. **Erweiterung – mit Rhythmus und Körper**
Wenn es sich stimmig anfühlt, kannst du die Bewegung variieren:
– höher oder tiefer werfen
– einen kleinen Rhythmus finden
– den ganzen Oberkörper sanft mitbewegen.
Bleib ganz bei der Verbindung von Sehen und Tun. Es geht nicht um Leistung – sondern um Fluss.

4. **Nachspüren**
Wenn du aufhören möchtest, leg den Gegenstand beiseite.
Schließ die Augen oder senke den Blick.
Wie fühlt sich dein Kopf an?
Gibt es mehr Weite, mehr Klarheit, mehr Ruhe?

Bewegte Pause für Meetings oder Seminare (Partnerübung)

- Stellt euch zu zweit gegenüber und werft einen Tennisball hin und her.
  Beginnt mit der dominanten Hand – also der Hand, mit der ihr normalerweise schreibt oder Dinge fangt. Fangt und werft den Ball ein paar Mal hin und her. Dann wechselt zur anderen Hand.
- Lasst dabei die Augen gut mitarbeiten und verfolgt die Bewegung des Balls. Je klarer die Augen sehen und fokussieren, desto besser koordiniert sich die Hand-Auge-Verbindung – und desto schneller entlastet sich euer sensorischer Speicher.
- Ihr werdet merken: Auch mit der »schlechten Hand« wird es mit der Zeit leichter.
  Macht das so lange, wie es euch Spaß macht – es darf natürlich auch gelacht werden!
- Und dann spürt mal nach:
  Wie fühlt sich euer Kopf jetzt an?
  Wahrscheinlich ein paar Gramm leichter.

Nachdem du mit »Sehen in Bewegung« deinem Kopf Leichtigkeit und deinem Nervensystem neue Orientierung geschenkt hast, geht es im nächsten Schritt darum, diese Entlastung auch in deinen Alltag mitzunehmen. Denn nicht nur einzelne Übungen, sondern auch der bewusste Umgang mit digitalen Medien entscheidet darüber, wie entspannt oder überlastet dein System ist. Mit einfachen Digital-Detox-Strategien kannst du dafür sorgen, dass dein Nervensystem regelmäßig zur Ruhe kommt und nicht im Dauerstressmodus hängen bleibt.

PVH 6: Digital-Detox-Tipps für eine erfolgreiche Umsetzung im Alltag

1. **Digital Detox**

   Regelmäßige Auszeiten: Plane bewusste Pausen von digitalen Geräten ein, sei es für einige Stunden oder einen ganzen Tag.

   Schlafqualität verbessern: Lasse das Smartphone nachts außerhalb des Schlafzimmers oder schalte es in den Flugmodus. Mache regelmäßig Powernaps von 5 bis maximal 20 Minuten, um dein System zu resetten.

   Klare Grenzen setzen

   Bildschirmzeit begrenzen: Lege feste Zeiten fest, in denen du keine digitalen Geräte nutzt, z. B. während der Mahlzeiten oder vor dem Schlafengehen.

   Pausen einplanen: Arbeite beispielsweise 50 Minuten und mache danach eine 10-minütige Pause, um dich zu erholen und die Konzentration zu fördern.

2. **Achtsamkeit und Offline-Aktivitäten**

   Achtsamkeit üben: Schaue dich im Raum um und benenne bewusst Farben, die du wahrnimmst. Achte bewusst auf Formen oder Linien oder die Beschaffenheit von Objekten. Was hörst du, riechst du, schmeckst du?

   Offline-Zeit nutzen: Verbringe Zeit mit Hobbys, Bewegung oder sozialen Aktivitäten ohne digitale Ablenkungen.

3. **Die 20-20-20-Regel**

   Augen entlasten: Schaue alle 20 Minuten für 20 Sekunden ca. 20 Meter in die Ferne. Das hilft, vom Tunnelblick in die Weite zu kommen, und entlastet das visuelle System.

4. **Powernap und Reizdetox**
Wann immer dir danach ist, gönne dir einen 5- bis 20-minütigen Powernap. Lege dich dazu hin oder lehne dich im Bürostuhl zurück. Schließe die Augen und konzentriere dich auf eine der Empfindungen, die du in deinem Körper spüren kannst: z. B. unruhige Augen, ein Zittern oder ein Rauschen in den Ohren. Spüre die Empfindung und atme dabei ruhig weiter, entspanne dich innerlich. Spüre, wie dein Gewicht mehr in den Stuhl oder in den Boden fließt. Bleibe so lange bei der Empfindung, bis sie sich verändert.

Digital Detox bedeutet nicht nur, Zeiten ohne Handy oder Laptop einzuplanen, es heißt auch, den eigenen Umgang mit dem Bildschirm bewusster zu gestalten. Denn oft sind es gar nicht die vielen Stunden, sondern die Art, wie wir schauen. Nämlich starr, angespannt und ohne Pause. Unsere Augen geraten in den Tunnelblick, der Kopf fühlt sich voll an und das Nervensystem »läuft heiß«.

Damit dieser Kreislauf durchbrochen werden kann, braucht es kleine »Mikro-Pausen«, die deinen Blick entspannen und dein System entlasten. Genau hier setzt die nächste PVH an: eine kurze Augenübung am Monitor, die dir ebenfalls hilft, deinen sensorischen Speicher zu entleeren, deine Wahrnehmung zu weiten und sofort wieder klarer bei dir anzukommen.

PVH 7: Augenentlastung am Monitor

Diese Übung schenkt deinen Augen eine aktive Pause vom Bildschirm.
Wiederhole diese Übung mehrmals am Tag. Sie hilft dir, aus gedanklichen Starre-Zuständen herauszukommen, und schafft Platz für neue Ideen.

Wirkung:

- entlastet das visuelle System und löst den Tunnelblick
- fördert Entspannung von Augen, Nacken und Atemrhythmus
- schafft mentale Klarheit und Raum für neue Ideen.

Vorher:

Wie gestresst fühlst du dich gerade?

Wie beweglich ist dein Nacken?
Steckst du gedanklich irgendwo fest?

Übung:

Reibe deine Hände aneinander, bis sie warm sind. Dann decke mit den Handflächen deine Augen ab. Konzentriere dich auf das Bild, das du hinter deinen Augenlidern siehst.

- Spüre dabei deine Füße auf dem Boden und deine Sitzbeinhöcker auf dem Stuhl. Das erdet dein Nervensystem.
- Atme bewusst in deinem natürlichen Atemrhythmus. Entspanne deine Augen bei jeder Ausatmung ein bisschen mehr – und lass ein noch tieferes Schwarz entstehen (ca. 30–60 Sekunden).

Öffne deine Augen und schau dich im Raum um.

- Setze dich nun ca. 50 cm von deinem Bildschirm entfernt aufrecht auf deinen Sitz. Spüre weiterhin deine Füße.
- Nun »umwandere« mit deinen Augen langsam den Bildschirmrand deines Monitors. Mache die Bewegung so langsam, wie es für dich angenehm ist. Versuche dabei, keinen Punkt mit den Augen zu überspringen. Wiederhole die Bewegung in die andere Richtung.
- Achte darauf, wie sich deine Atmung an verschiedenen Stellen der Bewegung verändert. Manchmal kommt währenddessen ein kleiner Seufzer oder du musst gähnen – gut so!

Dein sensomotorischer Speicher entleert sich, und deine Augen kommen aus dem Tunnelblick. Wenn du magst, steh auf, laufe ein paar Schritte im Raum umher und lasse deinen Körper die Bewegung machen, auf die er gerade Lust hat.

Tipp: Wiederhole diese Übung mehrmals am Tag. Sie hilft dir, aus gedanklichen Starre-Zuständen herauszukommen, – und schafft Platz für neue Ideen.

2 STRESSREGULATION KANN JEDER LERNEN

»Die bewusste Wahrnehmung unseres autonomen Nervensystems verwandelt uns von Passagieren zu Piloten unserer körperlichen Reaktionen.«

Deb Dana (2022)

Wir glauben, dass jeder Mensch die Fähigkeit besitzt, sein Nervensystem zu regulieren und sich von Stress und Anspannung zu befreien. Zumindest in dem Maße, wie es ihm gelingt, Grundkenntnisse der Mathematik oder eine neue Sprache zu lernen. Dafür braucht es keine jahrelange Therapie, sondern die Fähigkeit, sein eigenes Nervensystem lesen zu lernen. Diese Fähigkeit ist in der digitalen Welt so essenziell wie Zähneputzen.

2.1 Warum Netflix keine Regulation ist

Mike sitzt abends auf dem Sofa. Laptop auf dem Schoß, Chips auf dem Bauch, Serien-Beginn Nummer drei in dieser Woche. Er sagt: »Ich entspanne mich halt gern so. Ich brauche das zum Abschalten.«

Wenn man genau hinschaut, sieht man aber etwas anderes: Sein Kiefer ist angespannt, der Atem flach. Die Schultern sind hochgezogen. Die Augen werden leicht überdreht vom ständigen Scrollen. Er sagt »Entspannung«, aber sein Nervensystem sagt: »Flucht im Tarnmodus«.

Viele Menschen – vielleicht sogar die meisten – verwechseln Regulation mit Entspannung oder Ablenkung. Und das ist kein persönlicher Fehler, sondern ein Missverständnis, das sich tief in unsere Alltagskultur eingebrannt hat.

Entspannung ≠ Regulation

Wenn wir in Gesprächen von »herunterkommen« oder »abschalten« sprechen, meinen wir oft:

- auf dem Sofa liegen
- fernsehen
- durch Instagram scrollen
- mit einem Glas Wein ins Wochenende gleiten oder
- einfach mal ausschlafen.

Das klingt erst einmal nach Selbstfürsorge. Ist es manchmal auch – aber nur, wenn das Nervensystem wirklich mitmacht.

Was passiert bei der Kompensation?

Von Kompensation spricht man, wenn der Körper nicht richtig zwischen Aktivierung und Erholung wechseln kann. Konsequenz: Wir bleiben in einem chronischen Stress und fühlen uns überfordert und einsam. Aber statt das zu spüren, wird der Zustand überlagert. Durch Dopamin-Kicks per Social Media, durch pausenlose Serien-Marathons oder über Selbstberuhigung durch Essen, Alkohol und Dauerschlaf. Kurzfristig hilft das. Aber langfristig bleibt der Körper – und damit das Nervensystem – unreguliert. D. h., die Spannung bleibt bestehen, sie ist nur besser verpackt.

Regulationszeichen erkennen

Kennst du das Gefühl eines tiefen Seufzers der Erleichterung, wenn du deinen verloren geglaubten Schlüssel endlich wiedergefunden hast? In diesem Fall gibt dein Bodyguard Entwarnung und das Nervensystem schaltet einen Gang zurück. Alles da, keine Gefahr mehr in Sicht.

Das Nervensystem ist ständig bemüht, Stressoren autonom zu verarbeiten. Durch unbewusste Augenbewegungen, Atemanpassungen oder Feinabstimmung der Muskelspannung hilft sich das Nervensystem, von einem Zustand der Anspannung in einen Zustand der Sicherheit zurückzufinden. Aber auch ein Schlucken oder Gähnen oder manchmal ein Zittern verraten dir, dass dein System dabei ist, sich zu regulieren.

In der Hausapotheke machen wir immer einen kleinen Vorher-nachher-Check, um zu sehen, ob eine Regulation stattgefunden hat. Das, was vorher als Chaos im Kopf und belastend auf der Brust lag, verwandelt sich nach erfolgter Regulation in eine neue Idee oder einen Handlungsimpuls. Die Atmung und das Muskel- und Faszien-gewebe können sich entspannen und Schmerzen lassen nach. Wir fühlen uns spürbar anders als vorher und unsere Gedanken haben sich positiv verändert.

2.2 Das Herz als Quelle der Regulation

Echte Regulation findet im Herzen statt

Wir alle kennen das Gefühl, wenn sich vor Angst das Herz zusammenzieht und wir keine Luft bekommen. Wie es beim Gedanken an eine bevorstehende Prüfung schneller schlägt und die Atmung ganz flach wird. Oder wie es bei Gefühlen von Liebe oder Freude weit und leicht wird und der Atem sich sanft vertieft. Aber warum ist das so?

Unser Herz schlägt Tag für Tag, ohne dass wir es bewusst steuern müssen. Es ist weit mehr als eine Pumpe, es ist ein sensibles Organ, das *direkt mit unserem Nervensystem kommuniziert.* Beide Äste des autonomen Nervensystems innervieren das Herz (siehe Abb. 4). Der Sympathikus veranlasst, dass es mit der Einatmung schneller schlägt. Die parasympathischen Fasern verlangsamen den Herzschlag mit der Ausatmung. Das Herz reagiert nicht nur auf Bewegung oder Ruhe, sondern auch auf Gedanken, Emotionen und unsere Atmung. Diese enge Verbindung macht es zu einem zentralen Schlüssel für Selbstregulation.

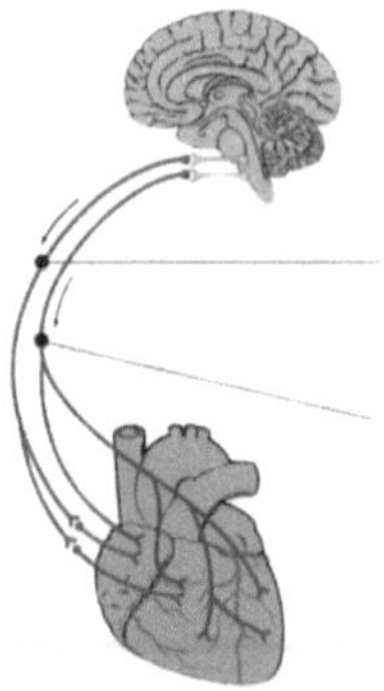

Abb. 4: Die verschiedenen Nervenstränge steuern die Herzrate

Die Herzkohärenz-Atmung

Unser Nervensystem arbeitet am effektivsten, wenn Sympathikus (Aktivierung) und Parasympathikus (Entspannung) im Gleichklang sind. Das nennt man kohärente Atmung oder *Herzkohärenz-Atmung.* Dabei schlägt das Herz beim Einatmen schneller und beim Ausatmen langsamer – eine Art harmonischer Tanz zwischen Atem und Herz.

Wenn diese beiden Nervenstränge als eingespieltes Team agieren, ist der Körper in einem idealen Gleichgewicht zwischen Ressourcenverbrauch (Sympathikus) und Ressourcenaufbau (Parasympathikus). Herz- und Atemrhythmus sind dann synchron, und das spiegelt sich in einem guten Wert der *Herzratenvariabilität* (Abk.: HRV) wider.

Das Gegenteil von Kohärenz ist Chaos: Verliert das System seinen inneren Rhythmus, leidet auch die biologische Regulationsfähigkeit. Das kann sich z. B. in einem nervösen, unruhigen Herzschlag zeigen, der uns nachts wachhält.

Durch welche Merkmale erkennst du die »Magie« einer kohärenten Atmung?

- Hohe emotionale und körperliche Regulationsfähigkeit
- mehr innere Resilienz
- besseres Kurz- und Langzeitgedächtnis
- deutlich gesenkter Cortisolspiegel schon nach 30 Tagen
- niedrigerer Blutdruck
- klarer Kopf auch unter Stress, weil der Neokortex optimal mit Sauerstoff versorgt wird.

Die Herzratenvariabilität als Zeichen für Belastbarkeit

Eine gute Herzkohärenz geht fast immer mit einer hohen Herzratenvariabilität einher. Die HRV ist ein wichtiger Marker für die Anpassungsfähigkeit und Belastbarkeit unseres Körpers im Alltag. Menschen mit niedriger HRV – oft eine Folge von chronischem Stress – sind weniger spontan und flexibel in ihrem Verhalten.

Früher dachte man, dass ein möglichst gleichförmiger Herzschlag gesund sei. Heute weiß man, dass unregelmäßige Abstände zwischen den Schlägen Zeichen eines gesunden Herzens sind. Dies ist vergleichbar mit einem Tennisspieler, der auf den gegnerischen Aufschlag wartet und schnell reagieren kann. Bei gesunden Herzen bleibt das Herz ähnlich reaktionsschnell und belastbar. Es ist sozusagen darauf vorbereitet, bei Bedarf zu reagieren.

Atmung und Emotionen

Das Herz, der Atem und das Gehirn stehen in ständiger Wechselwirkung. Das Herz reagiert auf die kleinsten Signale vom Gehirn mit einer Veränderung der Atmung und der HRV und dem damit verbundenen Wechsel in einen anderen autonomen Zustand des Nervensystems. Das kann man sogar messen. Positive Emotionen wie z. B. Wertschätzung oder Liebe erzeugen eine gleichmäßige tiefe Atmung, welche sich als sanftes, auf- und absteigendes Wellenmuster darstellen lässt, das mit einem parasympathisch-ventralen Zustand von Wohlbefinden und Sicherheit einhergeht.

Negative Emotionen wie Frust oder Angst erzeugen einen oberflächlichen, schnellen Atem und ein chaotisches Zickzackmuster sowie einen Wechsel in den Gefahrenmodus des Sympathikus. Umgekehrt reagiert das Gehirn auf elektrische Signale vom Herzen. Bei Stress ist der Rhythmus unregelmäßig. Das hat Einfluss auf unsere emotionale Verarbeitung und auf die höheren kognitiven Fähigkeiten wie Aufmerksamkeit und Wahrnehmung, Gedächtnis und Problemlösung. Die neuronalen Signale, die vom Herzen kommen, hemmen höhere kognitive Funktionen. Wir können nicht mehr klar denken oder reagieren impulsiv.

Bleibt ein dysregulierter Zustand über längere Zeit bestehen, kann eine sogenannte *Regulationsstarre* eintreten. Das Herz und die Atmung können nicht mehr angemessen auf die Anforderungen des Lebens reagieren mit schwerwiegenden Folgen für unsere Gesundheit.

Emotionen hängen mit der Art zusammen, wie unser Herz schlägt. Positive Emotionen erzeugen ein rhythmisch schlagendes Herz. Negative Emotionen hingegen bewirken Chaos und Unordnung. Dementsprechend ändert sich der autonome Zustand, der von Sicherheit und Wohlbefinden über Unsicherheit und Verteidigung bis hin zu Kollaps und Starre wechseln kann. Die gute Nachricht: Über Atemarbeit können wir gezielt Einfluss auf unser Herz nehmen.

Im nächsten PVH kannst du deine Herzkohärenz selbst testen.

PVH 8: Wie gut ist deine Herzkohärenz?

Anhand der Atmung und des Pulsschlages kannst du ganz einfach deine Herzkohärenz testen.

1. Setze dich aufrecht in eine bequeme Position.
2. Richte deine Aufmerksamkeit einen Moment auf deinen Atem und lass dir von ihm zeigen, wie er gerade ist. Versuche nicht, ihn zu verändern, was nicht so leicht ist, sobald man die Aufmerksamkeit darauf lenkt.
3. Suche mit dem Zeige- und Mittelfinger der Hand, mit der du schreibst, den Puls am Handgelenk deiner anderen Hand. Drücke sanft mit den Fingern, bis du den Puls gut spüren kannst.
4. Du kannst auch am Hals nach dem Puls tasten. Dazu lege zwei Finger (Zeige- und Mittelfinger) seitlich an deinen Hals, ungefähr in Höhe des Kehlkopfs. Schiebe die Finger leicht nach außen, bis du in einer kleinen »Rinne« zwischen dem Kehlkopf und dem seitlichen Halsmuskel (Kopfwender) landest. Dort spürst du den Puls als sanftes Pochen unter den Fingern.
5. Nun konzentriere dich auf deinen Einatem und finde heraus, ob der Einatem genau auf einen Pulsschlag einsetzt oder davor oder danach.
6. Dann konzentriere dich auf das Ausatmen und überprüfe, ob die Ausatmung genau mit einem Pulsschlag zusammenkommt oder davor oder danach.

Von *Herzkohärenz* spricht man, wenn dein Atem und dein Pulsschlag exakt synchron verlaufen.

Wenn du merkst, dass dein Atem und der Pulsschlag versetzt kommen, also nicht kohärent schlagen, dann kannst du mit dem nächsten PVH deine Herzkohärenz verbessern.

PVH 9: Herzkohärenz über positive Emotionen erzeugen

Über das Erzeugen von positiven Emotionen kannst du deine Herzkohärenz erhöhen.

So geht's:

- Stelle dir einen schönen Moment vor, in dem du zuletzt eine positive Emotion hattest. Das muss nichts Großartiges sein. Das kann auch ein Moment auf dem Sofa oder mit einer guten Tasse Kaffee oder eine nette Begegnung sein, die du heute hattest. Tauch ganz in das Bild ein und stell dir folgende Fragen: Wie verändert sich deine Atmung? Was verändert sich in deinem Körper oder in deinem Gesicht? Welcher Baustein hilft dir am meisten, mit diesem positiven Gefühl in Kontakt zu bleiben? Konzentriere dich darauf.
- Bleibe in dieser positiven Emotion und spüre, wie sich das Atemmuster verändert. Wenn du magst, lege noch mal deine Hand an deinen Puls und spüre, wie sich deine kohärente Atmung anfühlt. Wie viele Pulsschläge hat die Einatmung und wie viele die Ausatmung? Wie synchron arbeiten jetzt Herz und Atmung zusammen?

Meine kohärente Atmung ist bei 2 Schlägen ein und 4 Schlägen aus. Das kann bei dir aber ganz anders sein, z.B. 3 Schläge ein und 6 Schläge aus oder 5 Schläge ein und 5 Schläge aus. Finde deinen eigenen Rhythmus.

Tipp: Wenn du dich gestresst oder unruhig fühlst, atme bewusst in deinem kohärenten Atem. Das hilft aufwallende Ängste sofort zu regulieren.

Mit dieser Atmung können wir andere Systeme beruhigen. Ein Grund, warum wir uns in der Gegenwart unseres Haustieres entspannen können, ist der, dass unsere Lieblinge in dem kohärenten oder natürlichen Atemmuster atmen und unser Herz damit ko-regulieren.

Beobachte einmal die Atmung von anderen Menschen. Atmen sie schneller oder langsamer als du? Versuche einmal so zu atmen wie dein Haustier und spüre, wie es dir damit geht.

Wenn du eine aufgeregte Person beruhigen möchtest, so versuche leise, aber bewusst in deinem kohärenten Atemmuster zu atmen. Damit hilfst du dem anderen System, sich zu regulieren.

Manchmal braucht es ein Bild, um zu verstehen, was im Körper passiert. Wenn du deine Atemwelle aufmalst, machst du sichtbar, wie gleichmäßig oder durcheinander dein Atem gerade fließt, und damit auch, wie gut er mit deinem Herzschlag im Einklang ist. Diese kleine Übung ist ein Echtzeit-Check deiner inneren Balance und ein wirksames Mittel, um Atem und Herzschlag wieder sanft zu synchronisieren.

PVH 10: Die Atemwelle – die Herzratenvariabilität sichtbar machen

Du kannst deinen Atem sichtbar machen, um herauszufinden, wie dein Atemmuster gerade aussieht.

So geht's:

- Schnappe dir einen Stift und ein DIN-A4-Blatt und setze dich am besten an einen Tisch.
- Setze dich aufrecht hin.
- Konzentriere dich einen Moment auf dein Atemmuster, ohne dass du es willentlich beeinflusst.
- Nun schließe deine Augen und beginne in dem Moment, in dem dein Körper einatmet, von der linken unteren Ecke ausgehend mit dem Stift auf dem Blatt eine Linie von unten nach oben zu zeichnen. In dem Moment, in dem dein Körper ausatmet, zeichne die Linie nach unten. Mach das so lange, bis du am Ende des Blattes angekommen bist.
- Öffne deine Augen und schaue dir die Linien an.
  Je gleichmäßiger und wellenförmiger die Linien sind, desto kohärenter ist dein Atem.
  Je zackiger und ungleichmäßiger, desto gestresster bist du.

- Du kannst aus Spaß einmal versuchen, an eine Situation zu denken, die dir Angst macht. Lass die Angst in dein Atemmuster fallen. Nun zeichne auf die oben beschriebene Art und Weise das Muster deiner Angst. Vergleiche es mit dem obigen Muster.
- Nun konzentriere dich auf einen schönen Moment, in dem du dich glücklich oder dankbar gefühlt hast, und zeichne das Muster. Verändert sich etwas?
- Du kannst das positive Atemmuster immer wieder hernehmen und es mit dem Stift nachzeichnen, um deine Atmung damit zu synchronisieren. Mit der Zeit wird es dir immer leichter fallen, kohärent zu atmen.

Manchmal reicht das Beobachten und Nachzeichnen der Atemwelle schon aus, um in einen ruhigeren Rhythmus zu finden. Doch gerade in Momenten von Herzrasen, Unruhe oder Schlaflosigkeit braucht es zusätzliche Strategien, die Herz und Atmung wieder sanft synchronisieren. Genau darum geht es in der nächsten PVH.

PVH 11: Herzregulation bei Herzrasen oder nächtlicher Unruhe

Diese Übungen helfen, das Herz und das Nervensystem sanft zu regulieren, besonders bei Herzrasen oder nächtlicher Unruhe.

Atemwelle als Selbsttest und Regulation

Die Atemwelle kennst du nun schon als kleinen Echtzeit-Check deiner inneren Balance. Du setzt dich aufrecht hin, schließt die Augen und lässt den Stift mit der Einatmung nach oben, mit der Ausatmung nach unten gleiten.

Ruhige, gleichmäßige Bögen bedeuten: Dein Atem ist reguliert.

Zackige, ungleichmäßige Linien zeigen: Dein System ist unter Stress.

Der Clou: Du kannst die Atemwelle nicht nur als Test nutzen, sondern auch aktiv regulieren, indem du das gewünschte, sanfte Wellenmuster nachzeichnest und dich dabei mit deiner Atmung synchronisierst. Nach den Übungen kannst du die Welle erneut aufzeichnen, um den Unterschied zu sehen.

Herzberuhigung durch Klopfen

Wenn das Herz schneller schlägt oder unruhig wirkt, hilft es manchmal, von außen einen sanften Rhythmus vorzugeben.

Probiere den Cha-Cha-Cha-Rhythmus (1–2, 1–2–3) und klopfe ihn mit den Händen an verschiedenen Körperstellen:

- Brustbein: Eine Hand aufs Brustbein legen und mit der anderen Hand sanft im Rhythmus aufs Brustbein klopfen (4–8 Mal).
- Schultermuskel: Dieser Muskel sitzt wie eine runde Schulterkappe direkt oben auf deinem Oberarm. Überkreuze deine Arme vor der Brust und klopfe gleichzeitig auf die Stelle, wo die Fingerspitzen den Oberarm berühren (4–8 Mal).
- Innenseite Leiste: Beide Leisten gleichzeitig klopfen (4–8 Mal).
- Innenseite Unterschenkel: Beide Unterschenkel innen, dort wo die Wade am bauchigsten ist, beklopfen (4–8 Mal).

Achte darauf, wann sich deine Atmung in ein sanftes Seufzen verändert oder ein angenehmes Gefühl entsteht. Wiederhole den Durchgang bei Bedarf 2- bis 3-mal und spüre nach.

Warum es wirkt: Das Klopfen aktiviert die Faszien, stimuliert den ventralen Vagusast und bringt dich präsenter in deinen Körper. Durch die Überkreuzbewegungen wird gleichzeitig das sympathikotone Nervensystem beruhigt und Ängste können sich lösen.

Atemsynchronisation

Eine weitere Möglichkeit, dein Herz zu beruhigen, geht über Bewegung. Das klingt erst einmal widersprüchlich, schließlich haben wir alle irgendwann einmal gelernt, dass Bewegung das Herz-Kreislauf-System in Wallung bringt. Hier ist es wir mit allem. Es kommt auf die Art und Weise an, wie man sich bewegt. Bewegung ist dann gut fürs Herz, wenn wir die Atmung und die Schritte miteinander synchronisieren. Es geht um eine Neuanpassung, Atmung und Schritte in einen kohärenten Rhythmus zu bringen. Schnell zu rennen, bis einem die Zunge aus dem Hals hängt, hat den gegenteiligen Effekt. Es bewirkt nämlich Chaos und erzeugt unnötigen Stress. Willst du wirklich mal dein Tempo erhöhen, dann musst du lernen, deinen Atem weiterhin ruhig zu halten, und das Ausatmen verlängern. Das Herz bleibt ruhig, auch wenn die Bewegung schneller wird. Das muss man aber üben!

Slow-Jogging

Slow-Jogging ist eine unglaublich schonende und zugleich wirksame Methode, Herz und Nervensystem in Einklang zu bringen. Die Idee dahinter: Du bewegst dich so langsam, dass eine andere Person ganz entspannt neben dir herlaufen könnte. Es ist nur ein kleines bisschen dynamischer als normales Gehen. Also eher ein federndes, leichtes Traben.

Starte am besten in deiner Wohnung: Gehe zunächst in einem gemütlichen, ruhigen Tempo. Aus diesem Gehen gehst du dann über in ein sehr langsames Traben – so, als würdest du nur einen Hauch schneller werden. Eher federnd als schnell. Der Rücken bleibt dabei aufrecht, die Schultern locker. Dein Blick darf entspannt umherschweifen, und du kannst deine Umgebung weiterhin wahrnehmen, ohne aus der Puste zu kommen.

Jetzt kommt der regulative Teil: Synchronisiere deinen Atem mit deinen Schritten. Das kann zum Beispiel so aussehen: Zwei Schritte einatmen, vier Schritte aus – oder drei Schritte ein, sechs Schritte aus. Probiere ein bisschen herum, bis du einen Rhythmus findest, der sich für dich stimmig anfühlt. Dann trabe in diesem Atem-Schritt-Muster für etwa drei bis fünf Minuten durch die Wohnung. Achte darauf, wie sich dein Herzschlag anfühlt. Wird er ruhiger? Fließender?

Wenn du draußen bist, kannst du die Übung noch vertiefen: Nimm beim Laufen bewusst mit allen Sinnen deine Umgebung wahr – das Rauschen der Blätter, die Farben um dich herum, den Wind auf der Haut. Während du weiterhin deine Schritte mit deinem Atem synchronisierst, bekommt dein Gehirn sanfte, neue Aufgaben: Es muss Atem, Bewegung und Sinneseindrücke gleichzeitig koordinieren. Genau dieses Zusammenspiel bringt dein System in eine gesunde Kohärenz. Herz, Atem und Nervensystem schwingen wieder im gleichen Takt.

2.3 Der Atem als Quelle der Regulation

Nachdem wir gesehen haben, wie unser Herz über Kohärenz das innere Gleichgewicht steuert, wenden wir uns nun dem Atem zu. Er ist unser direkter Draht ins Nervensystem – und eine Möglichkeit, in Echtzeit Einfluss auf Spannung, Gefühle und Körperzustand zu nehmen.

Als Erwachsener atmen wir in der Minute ca. 12 bis 18 Mal. Bei 15 Atemzügen sind das am Tag 21.600 Atemzüge. Dabei beeinflusst die Art, wie wir atmen, nicht nur den vorherrschenden autonomen Zustand, sondern auch die Körperhaltung, unsere Emotionen und unsere Gedanken. Wir haben also die Wahl, ob wir den Körper 21.600-mal in Angst oder in Sicherheit atmen.

Das Zwerchfell besitzt zweierlei Muskelfasern, die sowohl vom autonomen als auch vom willkürlichen Nervensystem versorgt werden. Praktisch ausgedrückt heißt das: Wir können über den bewussten Einsatz von Atemtechniken unser sympathisches und parasympathisches Nervensystem beeinflussen und darüber aufwallende Ängste und Stress regulieren.

Der Vagusnerv ist der heiße Draht zwischen Zwerchfell und Herz. Über die tiefe Zwerchfellatmung, im Volksmund auch »Bauchatmung« genannt, wird der ventrale Vagusast des parasympathischen Nervensystems aktiviert, mit dessen Hilfe wir unser Herz und dessen Herzfrequenzvariabilität positiv beeinflussen. Wir können unserem inneren Taktgeber also sagen, ob er schneller oder langsamer schlagen und dadurch in Aktion oder in Ruhe kommen soll.

Wenn man trotz Atmen keine Luft bekommt

Eine gesunde Atmung erkennt man an einer guten Sauerstoffsättigung im Blut. Wir spüren das daran, dass wir das Gefühl haben, ausreichend Luft zu bekommen, und das Muskelgewebe sich elastisch und gut »durchsaftet« anfühlt. Der Muskel kann Kraft entwickeln. Wir fühlen uns frisch und vital.

Viele Menschen leiden an dem Gefühl, zu wenig Sauerstoff zu bekommen, obwohl sie atmen. Dies ist ein sehr bedrohlicher Zustand, da eine ausreichende Sauerstoffversorgung des Gehirns unser Lebenselixier ist. Je nach dem Zustand des Nervensystems verändern sich der Muskeltonus und die Sauerstoffsättigung. Folglich atmen sie immer mehr ein, in der Hoffnung, doch noch genug Sauerstoff zu bekommen, mit dem Ergebnis, dass alles nur noch schlechter wird.

Der beste Rat an dieser Stelle ist, bewusst auszuatmen! Das klingt erst einmal paradox, ist aber die Lösung für das Problem, das sich einfach erklären lässt.

Gleichgewicht zwischen O_2 und CO_2

Sauerstoffsättigung bedeutet, eine Balance zwischen Sauerstoffmolekülen O_2 und Kohlenstoffdioxidmolekülen CO_2 im Blut zu haben. Ja, genau, wir brauchen CO_2 im Blut, das leider einen negativen Stempel bekommen hat. Hier gilt es wie mit allem: Die Dosis macht das Gift.

Das, was medizinisch als Gasaustausch bezeichnet wird, ist ganz wörtlich zu verstehen. Das Sauerstoffmolekül wird erst durch den Tausch mit einem Kohlenstoffdioxidmolekül in die Zellen gelassen. Gibt es zu wenig Kohlenstoffdioxid, weil wir durch die verstärkte Einatmung einen Sauerstoffüberschuss produziert haben, so bleibt das Sauerstoffmolekül im Blut und kann nicht in die Zellen und in die Muskeln gelangen. Ein typisches Symptom dafür ist das Gefühl der Atemnot. Hier ist es wichtig, genügend CO_2 zu produzieren. Das geschieht während der Ausatmung und vor allem in der Atempause! Die nächste Einatmung kommt erst, wenn der CO_2-Gehalt eine Grenze übersteigt. Die nächste Einatmung erfolgt automatisch in der benötigten Tiefe.

Natürliches Atmen

Wenn wir uns mit der Atmung beschäftigen, ist es erst einmal wichtig zu lernen, wie eigentlich die natürliche Atmung funktioniert. Oft ist es nämlich so, dass wir, sobald wir die Atmung beobachten, anfangen, etwas an ihr zu verändern, in die Richtung, in die wir glauben, dass es irgendwie so gemacht wird. Wir atmen verstärkt in den Bauch, übertrieben ein oder aus. Dadurch bringen wir unter Umständen nur noch mehr Chaos in das ohnehin schon belastete

System. Deswegen müssen wir hier erst mal die Reset-Taste drücken und uns mit der natürlichen Atmung vertraut machen. Sie dient uns als Basis für weitere Atemerkundungen.

PVH 12: Bringe Ordnung in deinen natürlichen Atemrhythmus

Diese Übung lädt dich ein, deine Atmung einfach so sein zu lassen, wie sie von Natur aus ist – ohne sie bewusst zu verändern.

Wirkung:

- bringt Ruhe und Ordnung ins Atemsystem, indem sich Ein- und Ausatmung von selbst harmonisieren
- löst unnötige Anspannung im Bauch- und Brustraum und unterstützt so das Loslassen
- fördert ein stabiles, natürliches Atemmuster als Basis für weitere Atemübungen.

So geht's:

Setze dich bequem auf einen Stuhl oder lege dich auf den Rücken auf den Boden. Richte deine Aufmerksamkeit auf deinen Atem und lasse dir von ihm zeigen, wie er gerade ist.

Atmet dein Körper gerade lieber ein oder aus? Wo kannst du deine Atembewegung am deutlichsten wahrnehmen? In der Brust, in der Körpermitte oder im Bauch? Gibt es eine Atempause zwischen Ein- und Ausatmung?

- Dann stelle dir vor: Die Ausatmung ist vollkommene Entspannung. Der Bauch und der Magen werden dabei ganz weich. Die Einatmung erneuert sich von allein, wenn du wartest.
- Lass den Atem als kleinen fff-Laut irgendwo zwischen Ober- und Unterlippe herausströmen. Entspanne deinen Bauch und deinen Magen. Warte. Lasse den Atem sich erneuern. Sei dir bewusst, dass dein natürlicher Atem nicht unbedingt dein gewohnter Atem sein muss. Mache das so lange, bis sich dein natürlicher Atemrhythmus eingestellt hat.

Es gibt nicht den »richtigen Atem«, der für alles »richtig ist«. Der Atem verändert sich permanent mit den Tätigkeiten, die du machst, und mit den Gefühlen, die du empfindest. Mal geht er in die Brust, mal mehr in den Rücken, mal ist er tiefer, mal flacher, schneller oder langsamer. Die Tiefe der Einatmung variiert sogar von einem Atemzug zum anderen. Das Gehirn weiß genau, wie viel Sauerstoff es benötigt. Durch übertriebenes Einatmen, wie es viele Menschen fälschlicherweise gelernt haben, wird das Blut übersäuert und die Muskeln und das Organgewebe werden nicht mehr ausreichend mit Sauerstoff versorgt. Die Muskeln trocknen aus und die Faszien versteifen sich. In der Ruhe ist die Atembewegung so fein und winzig, dass sie von außen fast nicht zu sehen ist, sondern nur innerlich spürbar. Das Atemvolumen verändert sich erst mit dem Grad der Belastung. Erst wenn du schnell rennst oder mit dem Fahrrad einen Berg hochfährst, dann wird die Einatmung vertieft, um mehr Sauerstoff für die Muskeln zur Verfügung zu stellen. Manche Menschen atmen in Ruhe so, als ob sie einen Berg hochfahren würden. Das verbraucht unnötig Energie und übersäuert das Blut!

Wenn du deinen natürlichen Atemrhythmus gefunden hast, kannst du ihn nun gezielt erweitern. Ein besonders wirksamer Weg ist das Seufzen – ein uralter, oft unbewusster Reflex unseres Körpers, der Spannung löst und Erleichterung schenkt. In der nächsten PVH nutzen wir dieses natürliche Muster bewusst, um Stress zu regulieren und dein Nervensystem zu entlasten.

PVH 13: Seufzende Ausatmung

Seufzen ist ein natürlicher Regulationsvorgang, den wir uns bewusst zunutze machen können. Wenn wir etwas Aufregendes erlebt haben, es aber alles gut ausging, wird die Spannung über das Seufzen abgebaut und der Erregungszustand im Nervensystem abgeschlossen. Ohne das abschließende Seufzen bleibt der Körper in der sympathikotonen Erregung hängen – obwohl das Ereignis längst vorbei ist.

Wirkung:

- bewegt das Zwerchfell und unterstützt die Bewegung aller Diaphragmen (Beckenboden, oberer Brustkorbeingang und Schädelbasis)
- je durchlässiger und flexibler die Diaphragmen, umso leichter kann sich Körperflüssigkeit bewegen (Blut, Lymphe, Hirnwasser)

- vertreibt Müdigkeit und lässt dich weniger träge sein
- erhöht das Selbstbewusstsein durch einen optimalen Flüssigkeitsdruck im Körper
- bringt die sympathische Aktivierung zu einem Abschluss und aktiviert den ventralen Parasympathikus.

So geht's:

- Atme 2-mal hintereinander kurz ein und lasse die ganze Luft mit einem leichten Stoß des Zwerchfells über ein seufzendes Ausatmen los.
- Emotionale Beteiligung: Noch besser funktioniert die Atmung, wenn du dir dabei etwas Unangenehmes vorstellst (Einatmung), das du gerade noch abwenden konntest (seufzendes Ausatmen). Spüre die Erleichterung dabei in deinem Zwerchfell. Wenn dein Zwerchfell loslässt, lässt du los und das Herz sendet verstärkt parasympathische Signale ans Gehirn.
- Durch das zweimalige Ein- und einmalige Ausatmen werden im Gehirn die Schalter zur Stressregulation umgelegt.

Der hintere Atemraum ist einer der wichtigsten Bereiche für die tiefe Zwerchfellatmung und das Harmonisieren der Atmung. Wir nennen diese Atmung die »tiefe Lumbalatmung« oder »dorsale Atmung«, weil sie den Bereich unterhalb des Bauchnabels mit seinen tiefen Rückenfaszien, den Beckenboden und die tiefen Bauchmuskeln stimuliert. Ein Bereich, der den meisten Menschen völlig fremd ist und nicht beansprucht wird. Die Aktivierung des dorsalen Atemraums mit der Vorstellung, dass der Atem bis in die Po-Faszien hineinreicht, hilft, tiefe Verbindungen zum *Plexus sacralis* herzustellen, einem Nervengeflecht, das das parasympathische Nervensystem aktiviert.

PVH 14: Tiefe Rückenatmung

Für viele unserer Klienten ist diese Übung ein Highlight, wenn sie spüren, wie die Lumbalatmung mehr Stabilität und Ruhe in den Körper bringt. Rückenschmerzen werden besser. Ich habe meine Wutanfälle und meine Rückenschmerzen mit dieser Übung sehr gut in den Griff bekommen.

Wirkung:

- Erhöhung der Herzrhythmusvariabilität
- aktives Loslassen von Spannung
- Befreiung der Lendenwirbelsäule / des Beckenbodens.

So geht's:

Lege dich auf den Rücken.

Schließe deine Augen, um dich mit deinem Körper innerlich zu verbinden, und nimm für einen Moment wahr, wie dein unterer Rücken auf dem Boden liegt. Wie viel Platz befindet sich zwischen deiner Lendenwirbelsäule und dem Boden?

Lass deine Arme zur Seite wandern, sodass sie im rechten Winkel zu deinem Brustkorb liegen. Lade jeden Teil deines Körpers ein, sich dem Zug der Schwerkraft zu überlassen.

Erlaube deinem Körper, von der Schwerkraft aufgesaugt zu werden.

Jetzt stell dir einen großen Marionettenspieler vor, der »im Himmel wohnt«.

Stell dir vor, dass seine Fäden mit deinen Kniescheiben verbunden sind. Lass ihn an dem rechten Kniefaden ziehen, sodass sich dein rechtes Knie Richtung Himmel bewegt und deine Ferse über den Boden zieht, bis sie flach auf dem Boden steht. Benutze keinen Muskel! Visualisiere die Knochen!

Spüre, dass der rechte untere Rücken jetzt näher am Boden liegt.

Jetzt zieht der Marionettenspieler an deinem rechten Kniefaden, sodass Knie und Oberschenkel über deinen Bauch schwingen.

Stell dir den großen runden Oberschenkelkopf vor, wie er sich in eine Hüftpfanne senkt.

Jetzt zieht der Marionettenspieler an deinem linken Knie, bis sich Knie und Oberschenkel über deinen linken Bauch schwingen.

Stell dir die weichen runden Hüftköpfe vor, wie sie in deinen Gelenkspfannen balancieren.

Dann schwingt der Marionettenspieler beide Knie nach rechts hinüber und lässt die Fäden sanft los, sodass deine beiden Knie zur rechten Seite hinabgleiten. Das linke Knie auf dem rechten, in einem bequemen Winkel zu deiner Brust. Dein Brustkorb erfährt jetzt einen diagonalen Stretch.

Übergib deine Oberschenkel und Hüften auf der rechten Seite komplett der Schwerkraft. Atme zu den Muskelspannungen hin und atme sie aus. Übergib alle Anspannung der Schwerkraft.

Jetzt spüre das linke Hüftgelenk, das oben ist.

Stell dir eine Lunge vor, die bis zu deinen Po-Muskeln hinabreicht.

Stell dir für diese Übung vor, dass du keinen Bauch-Atemraum hast. Anstelle des Bauches füllt sich deine Po-Lunge und zieht die Muskeln des unteren Rückens mit nach hinten unten. Spüre, wie sich bei der Einatmung der hintere untere Rücken Richtung Po ausdehnt und mit der Ausatmung wieder zusammenzieht.

Seufze einen tiefen Seufzer der Erleichterung bis ganz tief in deine Po-Muskeln hinein. Entlasse den Seufzer diagonal durch den Brustkorb aus deiner rechten Schulter. Stell dir dabei vor, wie dein Zwerchfell nach unten fällt.

Dann kehre langsam über den gleichen Weg wieder in die Ausgangsstellung zurück. Strecke beide Beine aus und spüre nach. Wie fühlt sich jetzt die linke Seite an?

Wiederhole die Übung auf der anderen Seite. Spüre, wenn du wieder auf dem Rücken liegst, mit aufgestellten Beinen, wie dein Atem nun vertieft in deinen unteren Rücken / dein Kreuzbein und den Po fließt.

Glückwunsch, du hast deine Lumbalatmung entdeckt!

Versuche auch, dir im Stehen und Sitzen der Bewegung der Lumbalatmung bewusst zu werden, indem du ganz sanft beim Einatmen etwas deinen Bauch nach außen drückst. So, als wolltest du seufzen.

Die tiefe Lumbalatmung schenkt dir Stabilität, Ruhe und eine solide Basis. Doch in Momenten, in denen Stress oder Angst wie eine Welle über dich hereinbrechen, braucht es eine schnell wirksame Technik, die dein Herz und Nervensystem sofort wieder ins Gleichgewicht bringt. Genau dafür ist die Stress-Regulationsatmung gedacht.

PVH 15: Die Stress-Regulationsatmung

Befindest du dich in akutem Stress, so kann dir die Stress-Regulations-Atmung gute Dienste erweisen. Mit der Impulsatmung schaffst du eine Balance zwischen Sympathikus und Parasympathikus. Das Herz hat gar keine Chance, schneller oder gar chaotisch zu schlagen, weil du es durch deinen Atem führst. Diese Atmung hilft sehr gut, aufwallende Ängste und negative Gedanken zu beruhigen.

So geht's:
Atme kurz und kräftig durch die Nase ein, so als ob du die Luft kurz und scharf durch die Nase hineinziehen würdest, und lasse dann die Atemluft so lange in deine Lungen einströmen, wie dein Körper es von alleine machen möchte.

Dann atme kurz und kräftig durch den Mund aus, so als ob du das Gefühl oder den negativen Gedanken kräftig ausatmen möchtest, und lasse die Atemluft weiter so lange ausströmen, wie es von alleine geht.

Dann zieh die Luft mit kurzem Impuls durch die Nase ein und lass die Einatmung auffüllen, dann atme wieder kurz und kräftig durch den Mund aus und lass die Luft ausströmen.

Wiederhole diese Atmung 3- bis 5-mal in jede Richtung. Und spüre dann nach, wie sich deine Atmung jetzt anfühlt und wie es dir geht.

Eine Anmerkung: Untersuchungen zeigen, dass es nur 0,15 Sekunden braucht, bis die neuronale Übertragung der parasympathischen Aktivierung im Gehirn ankommt. Das heißt: Ein kräftiger Ausatemstoß reicht schon aus, um dein System von einer Sekunde auf die andere in Richtung Kohärenz zu regulieren. Genial, oder?

Nutze dieses Werkzeug, so oft du daran denkst. Bei der kleinsten Wallung von Schreck und Sorge atme kräftig und kurz aus. Oder seufze.

Wenn belastende Ereignisse oder schwierige Emotionen immer wieder hochkommen, braucht dein Nervensystem die Erfahrung, dass es auch in solchen Momenten reguliert bleiben kann. Über den Atem kannst du Schritt für Schritt lernen, Stressmuster neu zu programmieren, deine Resilienz zu stärken und innere Ruhe selbst in herausfordernden Situationen zu bewahren. Genau dafür ist die nächste Übung gedacht: Sie hilft dir, mit deiner Atemressource in Kontakt zu bleiben, auch wenn du dich an etwas Belastendes erinnerst. Sie und verwandelt so alte Anspannung in neue Stabilität.

PVH 16: Wie du über den Atem belastende Ereignisse und negative Emotionen regulieren kannst

Dein Nervensystem lernt, dass es auch in Verbindung mit belastenden Erinnerungen oder Emotionen möglich ist, im kohärenten Atem zu bleiben.

Wirkung:

- verknüpft die Erinnerung an belastende Situationen mit einem regulierten Atemmuster
- baut die emotionale Ladung vergangener Ereignisse Schritt für Schritt ab
- stärkt deine Fähigkeit, auch in herausfordernden Momenten innerlich stabil zu bleiben.

So geht's:

1. Beschreibe die Situation, die dich belastet. Mit welcher Emotion kommst du in Kontakt? Beschreibe, was sich dabei in deinem Atemmuster verändert (wenn du magst, zeichne deine Atemwelle).
2. Nun suche dir eine Atemressource von oben aus, die für dich hilfreich war (Stressregulation Atmung, seufzende Ausatmung, natürliche Atmung, kohärentes Atmen).
3. Atme für ein paar Minuten mit dieser Ressource und spüre die Wirkung auf dein System.
4. Dann stell dir die Situation vor, die dich belastet und atme dabei in deiner Ressource (1–2 Minuten).
5. Mach eine kurze Pause.
6. Denke noch mal an das Ereignis und beobachte, wie sich deine Atmung verändert.

Ziel: Du kannst an das Ereignis denken, ohne dass sich deine Atmung verändert. Nutze im Alltag die Atmung als Ressource, wenn du wieder in der Situation bist.

> Irgendwann musst du nur daran denken, kohärent zu atmen, und deine Atmung verändert sich. Das braucht allerdings viele Wiederholungen, bis dein Gehirn das verinnerlicht hat.

2.4 Der Regulationskompass – 5 Parameter eines sicheren Nervensystems

So liest du den Fluss deines Nervensystems

Stell dir vor, dein Nervensystem ist wie ein Fluss. Links und rechts geben ihm stabile Ufer Halt und Richtung. Mal plätschert er sanft, mal rauscht er spielerisch über kleine Stromschnellen – die kleinen Aufreger des Alltags, die zum Leben dazugehören und uns sogar beleben, wenn wir gelernt haben, sie zu nehmen.

Doch manchmal herrscht Niedrigwasser. Das Wasser ist flach und träge, es fließt kaum. Die Strömung hat keine Kraft, alles wirkt matt und zäh. Im Körper fühlt sich das an wie Antriebslosigkeit, Müdigkeit oder dieses dumpfe Gefühl, dass nichts so recht in Gang kommt. Wir sind innerlich abgekoppelt, Gedanken und Körper bewegen sich nur widerwillig. Im besten Fall aber fließt dein Fluss in einem ruhigen, kraftvollen Strom – und genau hier liegen die fünf Qualitäten, die ein gesund reguliertes Nervensystem ausmachen:

- *Stabilität:* Die Ufer sind fest, nichts bringt dich so leicht aus der Bahn. Selbst wenn ein größerer Ast ins Wasser fällt, bleibst du in deiner Spur.
- *Flexibilität:* Der Fluss kann sanft um Steine herumfließen, ohne ins Stocken zu geraten. Hindernisse werden nicht zum Problem, sondern Teil der Bewegung.
- *Anpassungsfähigkeit:* Wenn sich das Flussbett verändert, findet das Wasser sofort einen neuen Weg. Es hält nicht starr am Alten fest, sondern wählt den Verlauf, der jetzt am besten passt.
- *Vitalität:* Das Wasser ist klar, frisch und lebendig. Es trägt genügend Energie in sich, um alles, was entlang der Ufer lebt, zu versorgen – ohne zu viel, ohne zu wenig.
- *Kohärenz:* Alles passt zusammen – Strömung, Ufer, Licht, Bewegung. Du erkennst den Flusslauf, er wirkt harmonisch und stimmig.

Und dann gibt es noch das Hochwasser. Der Wasserstand steigt rasant, die Strömung wird reißend, schwappt über die Ufer, reißt mit, was nicht fest verankert ist. Wirbel entstehen, das Wasser wird trüb, der Fluss verliert seine klare Richtung. Im Körper fühlt sich das an wie innere Getriebenheit, Herzklopfen, Nervosität oder ein Gedankenkarussell, das nicht stillsteht.

Das Ziel all unserer Regulationstechniken ist es, den Fluss immer wieder in diesen ruhigen, kraftvollen Strom zurückzuführen. Dorthin, wo Stabilität, Flexibilität, Anpassungsfähigkeit, Vitalität und Kohärenz ganz von selbst da sind. Egal, ob du gerade im Niedrigwasser versinkst oder im Hochwasser kämpfst. Mit den richtigen Werkzeugen kannst du den Wasserstand ausgleichen, die Strömung beruhigen und die Ufer festigen. Dann trägt dich dein Fluss wieder klar, ruhig und lebendig zugleich.

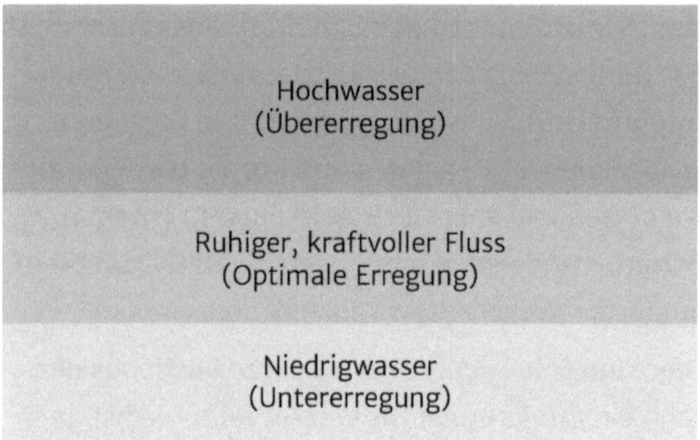

Abb. 5: Dein Nervensystem als Fluss

Dein Selbstcheck – wie fließt dein innerer Fluss gerade?

Frag dich:

- Bringt mich Stress sofort aus der Fassung oder finde ich leicht zurück ins Gleichgewicht?
- Kann ich nach einer stressigen Phase schnell wieder lockerlassen? Oder bleibe ich lange angespannt?
- Wenn Pläne platzen, finde ich leicht eine neue Lösung? Oder friere ich innerlich ein?
- Wache ich erholt auf und erhole mich nach Stress schnell wieder? Oder bin ich oft müde und schlapp?

- Fühlen sich meine Gedanken, Gefühle und mein Körper stimmig an – oder ziehe ich in verschiedene Richtungen?

Wenn du bei einer dieser Fragen merkst, dass es hakt, ist das ein Zeichen, dass dein Fluss gerade im Niedrigwasser oder im Hochwasser unterwegs ist. Doch zu wissen, wo du stehst, ist nur der erste Schritt.

Der nächste ist, den Fluss gezielt zurück in seine ruhige Präsenz zu führen. Und dafür brauchen wir deine Sinne – sie sind wie kleine Mess- und Steuerpunkte am Ufer. Über sie nimmt dein Körper ständig Informationen aus der Umgebung auf und entscheidet blitzschnell, ob du dich sicher fühlen kannst oder nicht.

Mit dem Neurozeptionstraining stellen wir deinen »sensorischen Kompass« neu ein. So lernt dein Körper, Gefahrensignale und Sicherheitssignale klarer zu unterscheiden, und dein Fluss findet leichter zurück in den Zustand, in dem er dich klar, ruhig und zuversichtlich durchs Leben trägt.

3 NEUROZEPTIONS-TRAINING – WIE DEIN KÖRPER LERNT, SICH WIEDER SICHER ZU FÜHLEN

3.1 Der sensorische Kompass: Ich fühle, also bin ich

»Der sensorische Kompass ist dein inneres Navigationssystem – wenn er gut eingestellt ist, findest du wieder heim zu dir selbst.«

Larissa und Herbert Grassmann

Unsere Sinne sind das Tor zur Welt – und gleichzeitig die feinen Antennen, mit denen dein Nervensystem ununterbrochen prüft: Bin ich hier sicher oder nicht? Jeder Augenblick ist voller kleiner Signale: das Gewicht deiner Füße auf dem Boden, der Luftzug auf deiner Haut, der Klang einer Stimme, der Geruch im Raum. All das sind Informationen, die dein Körper sammelt, lange bevor dein Kopf darüber nachdenkt.

Wenn deine Sinne klar und wach arbeiten, bekommst du ein stimmiges Bild von dir und deiner Umgebung. Dein Nervensystem kann unterscheiden: Gefahr oder Sicherheit? Anspannung oder Entspannung? Dann fließt dein innerer Fluss ruhig und kraftvoll.

Werden die Sinne jedoch überlastet, gedämpft oder verzerrt – durch Stress, Müdigkeit oder Reizüberflutung –, geht dein innerer

Bodyguard lieber auf Nummer sicher. Er schlägt Alarm, auch wenn es gar keine reale Bedrohung gibt. Das ist der Moment, in dem wir uns unruhig, abgeschnitten oder überfordert fühlen.

Darum sind deine Sinne so entscheidend: Sie sind wie kleine Mess- und Steuerpunkte am Ufer deines Flusses. Je klarer sie wahrnehmen, desto leichter findet dein Nervensystem zurück in seine ruhige Mitte.

Und genau hier setzt das *Neurozeptionstraining* an: Es schärft deine Wahrnehmung und stellt deinen »sensorischen Kompass« neu ein. Dieser Kompass arbeitet auf drei Ebenen:

- *Propriozeption* – deine äußere Körperwahrnehmung: Wie stehen deine Füße auf dem Boden? Wo befindet sich dein Körper im Raum? Bist du stabil oder wackelst du?
- *Interozeption* – deine innere Körperwahrnehmung: Was spürst du in dir? Wie schlägt dein Herz? Ist dein Atem ruhig oder flach? Gibt es Spannung, Wärme oder Kälte im Körper?
- *Exterozeption* – deine Wahrnehmung nach außen: Was siehst du? Welche Gerüche nimmst du wahr? Wie fühlt sich die Temperatur auf deiner Haut an?

All diese Signale fließen in dein Nervensystem ein und entscheiden darüber, ob dein innerer Fluss ruhig strömt – oder ob er ins Hoch- oder Niedrigwasser kippt.

Dein Bodyguard braucht klare Daten – und diese bekommst du so: Stell dir vor, dein Bodyguard sitzt in einem Kontrollraum voller Bildschirme. Jeder Bildschirm zeigt, was deine Sinne wahrnehmen: Sehen, Hören, Riechen, Schmecken, Fühlen, Gleichgewicht, Körperwahrnehmung. Wenn alle Monitore gestochen scharf sind, der Ton klar ist und die Signale zuverlässig ankommen, kann er blitzschnell und präzise reagieren, ohne unnötigen Alarm zu schlagen.

Aber wenn ein Monitor flackert, das Bild verschwommen ist oder der Ton rauscht, muss er raten. Und ein Bodyguard, der raten muss, neigt zur Vorsicht. Lieber drückt er einmal zu oft den roten Knopf als einmal zu wenig. Das hält dein Nervensystem in ständiger Alarmbereitschaft, selbst wenn objektiv gar keine Gefahr besteht.

Die gute Nachricht: Du kannst jeden dieser »Monitore« wieder klarstellen.

Genau das machen wir im Neurozeptionstraining. Wir gehen Schritt für Schritt durch deine Sinneskanäle und trainieren sie so, dass sie deinem Bodyguard glasklare Informationen liefern. Das Ziel ist nicht nur, deine Wahrnehmung zu schärfen, sondern auch die Balance zwischen innerer Wachheit und tiefer Sicherheit zurückzugewinnen – damit dein innerer Fluss wieder ruhig, kraftvoll und in seinem natürlichen Bett fließt. In den nächsten Abschnitten erwartet dich deshalb eine Art Sinnes-Parcours:

- Wir vertiefen deine innere Wahrnehmung (Interozeption), damit du wieder spürst, was du brauchst.
- Wir schärfen deine propriozeptive Wahrnehmung, um dich im wahrsten Sinne des Wortes zu erden.
- Wir holen deinen Blick aus dem Tunnelmodus, damit dein Bodyguard wieder den Überblick bekommt.
- Wir stärken dein Gleichgewichtssystem, damit dein Körper auch in stürmischen Zeiten stabil bleibt.

Jede dieser Übungen ist wie ein kleiner »System-Reset«. Und jede einzelne macht deinen Bodyguard ein Stück gelassener und klarer in seiner Einschätzung.

Bevor wir mit dem Sinnes-Training starten, holen wir deinen inneren Bodyguard an den Tisch und geben ihm das beste Werkzeug, das er haben kann: einen klar eingestellten inneren Kompass. Denn nur wenn dein Körper (das, was außen sichtbar ist) und dein Nervensystem (dein inneres Empfinden) gut miteinander sprechen, kann dein System in seiner sicheren Bahn fließen.

PVH 17: Justiere deinen inneren Kompass – finde deine Mitte

Mit dieser Übung hilfst du deinem System, sich besser aufeinander einzustimmen.

Körper (Propriozeption) und Nervensystem (Interozeption) sind zwei unterschiedliche Elemente, die jedoch ständig miteinander kommunizieren. Meistens geschieht das unbewusst. Wir merken erst etwas, wenn einer von beiden Probleme macht. Dann tauchen plötzlich Verspannungen, Erschöpfung oder emotionale Unruhe auf, ohne dass wir genau sagen können, woher es kommt.

Um diesen Dialog bewusster zu erleben, unterscheiden wir in dieser Übung zwei Ebenen:

- *Körper Nr. 1* ist der sichtbare, greifbare Körper: Knochen, Muskeln, Sehnen, Gelenke – alles, was du anfassen, bewegen und äußerlich spüren kannst.
- *Körper Nr. 2* ist dein Innenleben – die interozeptive Ebene. Hier wohnst du »von innen«. Das, was du fühlst und empfindest: ein Ziehen, ein Kribbeln, ein Fließen, eine Enge, Entspannung, Aufregung ... Körper Nr. 2 lässt sich nicht greifen, nur innerlich wahrnehmen.

Die Übung lädt dich ein, diese Verbindung bewusst zu erforschen. Am Ende hast du deinen inneren Kompass gut eingestellt und bist bereit für die spannende Reise zu dir selbst und zu deiner Fähigkeit, dich von innen heraus zu regulieren.

Wirkung:

- Einstimmung des Systems auf die Regulationsarbeit des Körpers
- die eigene Mitte finden *(Homebase)*
- Verbindung von Körper (Nr. 1) und Nervensystem (Nr. 2).

So geht's:

1. **Aufrichtung und Wahrnehmung**
   Stelle dich aufrecht hin. Stell dir vor, dein Scheitel berührt sanft die Zimmerdecke, während deine Aufmerksamkeit gleichzeitig nach unten zu deinen Füßen wandert. Wie fühlt sich der Boden an? Warm oder kalt? Rau oder glatt? Spüre, wie dein Nervensystem (dein »Körper Nr. 2«) darauf reagiert.
2. **Augenlinie finden**
   Richte deinen Blick geradeaus und finde eine horizontale Linie, auf die du dich mit deinem Blick ausrichtest. Schließe die Beine und lasse die Arme locker neben dem Körper hängen.
3. **Mikrobewegung nach vorn**
   Verlagere dein Gewicht nun langsam einen Millimeter nach vorne in Richtung Zehen. Die Fersen bleiben am Boden, die

Augen bleiben horizontal ausgerichtet. Spüre, ob sich innerlich etwas verändert – ganz fein, ohne es benennen zu müssen. Dein Nervensystem ist wie ein scheues Reh: Wenn du dich zu schnell und zu groß bewegst, erschreckt es sich und läuft davon. Bewege dich langsam und achtsam.

4. **Zurück zur Mitte**
   Kehre langsam zur vertikalen Mitte zurück. Spüre den Unterschied zwischen dem leichten Vorverlagern und dem Ankommen in der Mitte. Was macht dein Innenleben (Nr. 2)?
5. **Mikrobewegung nach hinten**
   Verlagere dein Gewicht minimal nach hinten auf die Fersen. Die Zehen bleiben am Boden. Spüre, wie es sich anfühlt, hinter deiner Mitte zu sein. Dann kehre zur Mitte zurück und beobachte dein Nervensystem, wie es sich anfühlt, wieder in der Mitte zu sein.
6. **Seitliches Auspendeln**
   Richte nun deine Aufmerksamkeit auf die Außenkante deines linken Fußes. Verlagere dein Gewicht einen Millimeter nach links. Bleibe in deiner vertikalen Achse. Spüre, wie Körper Nr. 2 reagiert (aufgeregt, gestresst oder anderes). Kehre dann zurück zur Mitte. Wiederhole den Vorgang auch nach rechts einige Male.
   Nun verlagere dein Gewicht von links nach rechts und wieder zurück zur Mitte. Finde den Punkt, an dem du genau zwischen beiden Seiten bist. Spüre, dass dieser Mittelpunkt nicht statisch ist, sondern dynamisch zwischen den Seiten pendelt.
7. **Zentrum erspüren**
   Finde auch für die Vor- und Zurückbewegung deinen Mittelpunkt. Spüre, wo dieser Punkt liegt und wie er sich innerlich anfühlt. Hier ist deine Homebase. Dein System ist »gestimmt«.
8. **Integration in Bewegung**
   Bewege dich nun mit diesem Gefühl vom inneren Mittelpunkt durch den Raum. Wie nimmst du dich wahr? Wie nimmst du andere Menschen um dich herum wahr?

Nachdem du jetzt deinen inneren Kompass justiert und deine Mitte gefunden hast, bist du sozusagen eingeloggt: präsent in deinem Körper und offen für feine Signale aus deinem Inneren. Jetzt wird es spannend. Wir gehen einen Schritt weiter und erforschen, wie Körper Nr. 1 (dein äußerer, sichtbarer Körper) und Körper Nr. 2 (dein inneres Erleben) ständig miteinander im Gespräch sind.

Denn jede Bewegung, jede Haltung sendet Signale an dein Nervensystem, und dein Innenleben antwortet. Mit der nächsten Übung lernst du, dieses Gespräch zwischen außen und innen bewusst wahrzunehmen und spielerisch zu beeinflussen. Das ist Embodiment vom Feinsten!

PVH 18: Verkörperung von Gefühlen – Gefühle in Bewegung bringen

Diese Übung lädt dich ein, die lebendige Verbindung zwischen deinem äußeren Körper (»Körper Nr. 1«) und deinem inneren Erleben (»Körper Nr. 2«) bewusst zu erforschen. Denn jede Bewegung, jede Haltung wirkt auf dein Innenleben und umgekehrt. Was sonst meist im Unbewussten geschieht, holen wir hier ins spürbare Erleben.

Wenn du deinen physischen Körper bewegst, verändert sich etwas in dir. Vielleicht wird dein Atem flacher, deine Stimmung heller, dein Bauch enger – manchmal spüren wir nur einen Hauch von etwas, manchmal eine ganze Geschichte.

Diese Übung hilft dir, dieses Zusammenspiel in einer achtsamen, spielerischen Art zu erforschen.

Körper und Psyche ins Gespräch bringen

Starte im Stehen aus deiner inneren Mitte heraus, die du gerade justiert hast. Spüre deine Füße am Boden, richte deinen Blick weich nach vorn und nimm dir einen Moment, um bei dir anzukommen.

Bewege nun nur einen Teil von Körper Nr. 1 – zum Beispiel:

Zieh die Schultern langsam in Richtung Ohren.

Nicht ruckartig, sondern sanft und bewusst.

Was passiert in deinem Innenraum? Verändert sich die Atmung? Das Gefühl im Bauch, im Brustkorb, im Gesicht?

Lass die Schultern wieder sinken und bewege sie dann leicht nach vorn.
Wie verändert sich dein Kontakt zur Welt, zu dir selbst?

Zieh die Schultern zurück, die Brust öffnet sich.
Vielleicht möchtest du ein paar Schritte gehen.
Wie verändert sich dein Gang? Wie fühlst du dich? Welche innere Qualität entsteht?

Spüre, wie der Rest des Körpers mitreagiert.
Auch wenn du nur eine Kleinigkeit veränderst – oft antworten andere Körperbereiche ganz von selbst. Vielleicht reagiert dein Kiefer, dein Atem, deine Haltung – vielleicht kommt ein Bild, eine Erinnerung, ein Gefühl oder eine bestimmte Charaktereigenschaft?

Du kannst diese kleine Forschungsreise beliebig fortsetzen.
Wähle einfach ein Körperteil – und gib ihm eine Bewegung:
z. B. Knie → beugen
z. B. unterer Rücken → rund machen
oder die Zunge → gegen den Gaumen drücken

Lass dich überraschen. Nimm nur wahr, ohne analysieren zu müssen.

Warum das wirkt:
Indem du die Sprache deines Körpers bewusst einsetzt, stärkst du deine Selbstwahrnehmung und die Verbindung zwischen Bewegung und Gefühl.
Du erkennst: Körper und Psyche sind nicht zwei getrennte Welten – sie sind Ausdruck desselben Systems.

Mit jeder kleinen Veränderung kann sich ein Tor öffnen. Zu dir selbst, zu dem, was in dir lebt. Und vielleicht auch zu neuen, regulierten Bewegungsmustern, die dir im Alltag Halt und Orientierung geben.

In der letzten Übung hast du erlebt, wie selbst kleinste Veränderungen in Haltung oder Bewegung etwas in deinem Inneren auslösen. Jetzt drehen wir die Perspektive um. Statt von außen nach innen zu gehen, beginnen wir innen.

Dein inneres Erleben setzt sich aus drei großen Bereichen zusammen: deinem Körpergefühl (Stammhirn), deinen Emotionen (limbisches System) und deinen Gedanken (Neokortex).

Oft laufen diese drei wie auf Autopilot. Sie reden durcheinander oder funken sich gegenseitig dazwischen. In der nächsten Übung holen wir sie bewusst an einen Tisch, damit du klar unterscheiden kannst: »Was spüre ich gerade? Was fühle ich? Und was denke ich?«

3.2 Lerne deinen Bodyguard kennen – weniger Stress, mehr Verbundenheit

Nachdem du in der letzten Übung erlebt hast, wie kleine Veränderungen in Haltung und Bewegung direkt auf dein Innenleben wirken, gehen wir jetzt noch einen Schritt tiefer.

Wir schauen nicht nur, wie dein Körper reagiert, sondern auch, warum.

Dafür nehmen wir deinen inneren Bodyguard ins Visier. Oft arbeitet er so schnell, dass wir seine Einschätzungen gar nicht bewusst mitbekommen. Wir spüren nur das Ergebnis in Form eines entspannten Atems oder plötzlich verspannter Schultern, ein Gefühl von Leichtigkeit oder einen Kloß im Hals.

Mit der nächsten Übung lernst du, deinem Bodyguard bei seiner Arbeit zuzuschauen. So erkennst du Schritt für Schritt, welche Eindrücke er als Sicherheit einstuft und welche ihn stressen. Dieses Wissen ist wie ein Schlüssel. Indem du ihn bewusst mit Reizen fütterst, die ihn beruhigen, kannst du dein ganzes System stabilisieren.

PVH 19: Dem Bodyguard über die Schulter blicken

Mit dieser Übung schaust du deinem Bodyguard ganz genau bei der Arbeit zu, um interessiert herauszufinden, was er als sicher und was als unsicher einstuft.

Was ist sicher und was ist unsicher?

Ziel: Finde heraus, wann dein Bodyguard mit Zeichen von Sicherheit und wann mit Zeichen der Unsicherheit reagiert.

So geht's:

1. Wandere einmal mit offenen Augen, das Bewusstsein auf deine Atmung und deine Körperempfindungen gerichtet, durch deine Wohnung.
2. Lasse deine Augen durch die verschiedenen Zimmer und Ecken wandern und beobachte in dir, welche Signale dir dein Bodyguard sendet, wenn ihm etwas besonders gefällt oder wenn ihm etwas nicht gefällt.

Wann sendet er dir Zeichen von Sicherheit? Und welche Signale nimmst du wahr, wenn er Unsicherheit sendet?

Beispiel: Wenn ich mein gemütliches Sofa mit den hübschen Kissen sehe, dann fühle ich eine Weite in meiner Brust und ein Gefühl der Freude entsteht. Wenn ich die Bügelwäsche sehe, dann sinkt meine Laune in den Keller und das angenehme Gefühl in meiner Brust verwandelt sich in einen Klumpen in der Magengegend.

3. Beobachte deine Gedanken und überprüfe, welche Sicherheit und welche Unsicherheit auslösen.
4. Beobachte einmal Menschen in deiner Umgebung: Welche Rückmeldung erhältst du von deinem Wächter?

Zeichen einer sicheren Neurozeption:

Das Gefühl einer freien Atmung und einer Weite in der Brust.

Ein Gefühl der Sicherheit.

Ein Gefühl der Entspannung.

Ein Gefühl der Schönheit.

Ein Gefühl des »inneren Glimmers«: Deb Dana (2022) bezeichnet das als ein kleines Gefühl des Glücks, das nur einen Moment aufblitzt und dann schon wieder verschwindet.

Zeichen einer unsicheren Neurozeption:

Die Atmung wird flach oder angehalten.

Ein komisches Kribbeln im Bauch.

Ein Anflug von Ärger oder Unsicherheit oder Unwohlsein.

Der Schönheitssinn fühlt sich gestört.

Ein Zusammenziehen der Muskeln in Nacken/Kiefer/Bauch und Schultern.

- Notiere deine eigenen Anzeichen der sicheren Neurozeption (z. B.: »Wenn die Sonne durch mein Fenster scheint oder ich frische Blumen sehe, dann spüre ich eine Weite in meiner Brust und meine Schultern können sich entspannen«).
- Notiere deine Anzeichen der unsicheren Neurozeption (z. B.: »Wenn ich an die bevorstehende Prüfung denke, dann spüre ich ein unangenehmes Ziehen in meinem Magen und mein Herz klopft schneller«).

All das sind Hinweise deines Nervensystems – kostbare Signale, die dir helfen wollen, dich zu orientieren. In unseren Übungen geht es darum, diese Sprache deines Körpers wieder besser zu verstehen. Nicht als Warnung, sondern als Wegweiser zu mehr Selbstkontakt und Sicherheit.

Was viele nicht wissen: Dein Bodyguard ist ein kleiner Ästhet. Er liebt klare Strukturen, freundliche Gesichter, harmonische Farben und Ordnung. Unordnung und visuelles Chaos dagegen lassen ihn nervös werden, weil Unvorhersehbares für ihn ein potenzielles Risiko darstellt. Alles, was schön, vertraut und geordnet wirkt, erleichtert ihm die Einschätzung: »Hier bin ich sicher.«

In der nächsten Übung wirst du deinem Bodyguard nicht nur über die Schulter schauen, sondern ihm auch gezielt eine Freude machen. Mit ein paar Handgriffen kannst du deine Umgebung so gestalten, dass sie ihm Sicherheit signalisiert und dir dadurch mehr Ruhe, Fokus und Wohlbefinden schenkt.

PVH 20: Neuroästhetik – dem Bodyguard eine Freude machen

Fühlen wir uns eh schon gestresst, so kann die kleinste Staubfluse am Boden das Fass zum Überlaufen bringen und wir explodieren. Unordnung ist für deinen Bodyguard eine wahre Bedrohung. Nichts ist vorhersehbar. Hinter dem Geschirrstapel könnte plötzlich ein Räuber hervorspringen und er befürchtet, sozial ausgeschlossen zu werden, wenn unerwartet der Nachbar an der Tür klingelt und die Unordnung in der Wohnung sieht.

Um solche unnötigen Wutausbrüche zu reduzieren, kannst du deinem Bodyguard eine kleine Freude bereiten, indem du deine Wohnung oder deinen Schreibtisch nach den Gesichtspunkten der Neuroästhetik ordnest. Dazu musst du kein Einrichtungsdesigner sein, sondern kannst dich ganz auf dein inneres Gefühl der Schönheit verlassen. Das ist uns angeboren, nur oft leider etwas verschüttet. ;-)

So geht's:

Such dir eine Ecke in deiner Wohnung / deinem Büro, die dein Bodyguard bei der vorherigen Übung als »unordentlich/bedrohlich« eingestuft hat.

Dann beginne damit, etwas zu verändern. Arrangiere die Dinge neu. Entferne etwas oder füge etwas hinzu. Positioniere die Gegenstände in genau dem richtigen Abstand zueinander. Mache das so lange, bis dein Auge keinen Anhaltspunkt mehr findet zu meckern. Bis du dich innerlich ruhig fühlst. Bis dein inneres Gefühl / dein Bodyguard sagt: »Genau so ist es richtig.«

Wenn du einen Moment der Freude erleben willst, dann brauchst du nur einen Blick auf deinen neuroästhetisch aufgeräumten Schreibtisch zu werfen und dein Bodyguard wird sofort milder gestimmt sein und sogar lieber mit der Arbeit beginnen.

PVH 21: Sicherheitstest: Wie sicher fühlst du dich gerade?

Dein Körper spricht ständig mit dir – durch Bewegung, Spannung und Atem. Mit diesem Mini-Check-in kannst du herausfinden, wie sicher sich dein Stammhirn in diesem Moment fühlt. So lernst du, welche polyvagalen Hausmittel dein Bodyguard, also dein autonomes Nervensystem, mag – und welche eher Misstrauen auslösen. Merke dir die Übung mit einem kleinen Zeichen und notiere in kurzen Stichpunkten, was dir aufgefallen ist:

- positiv
- neutral
- negativ.

Nutze diesen Test regelmäßig im Alltag oder vor und nach einer Übung. So lernst du dein System besser kennen und einschätzen.

1. **Wie beweglich ist dein Nacken?**

   Stress zeigt sich oft zuerst im Nackenbereich. Je freier die Halswirbelsäule, desto sicherer fühlt sich dein System.

So geht's:

Drehe deinen Kopf langsam nach links und rechts.
Wie weit kannst du deinen Kopf gerade leicht drehen?
Geht es leicht, rund, weich? Oder spürst du eine Begrenzung, Widerstand oder Knacken?

Merke dir das Gefühl: Beweglichkeit = Zeichen für Sicherheit.

2. **Fußauftritt – wie hart setzen deine Fersen auf?**
   Wenn die Faszien in Alarmbereitschaft sind, werden deine Beine steif. Ein weicher Fußkontakt zeigt, dass dein Körper im Anpassungsmodus bleiben kann.

So geht's:

Geh ein paar Schritte durch den Raum.
Wie fühlt sich der Kontakt zum Boden an?
Setzt du mit dem harten oder weichen Teil deiner Fersen auf?
Hörst du deine Schritte laut oder leise?

Merke dir die Art, wie du gehst und achte auf das Geräusch deiner Fersen.

Je weicher deine Fersen den Boden berühren, desto regulierter ist dein Fasziensystem.

3. **Atmung – wie fließt dein Atem?**
   Die Atmung ist ein direkter Spiegel deiner inneren Sicherheit.

So geht's:

Setze dich oder bleibe kurz stehen.
Spürst du deinen Atem überhaupt?
Ist er gleichmäßig oder abgehackt?
Fühlst du eher Brust-, Bauch- oder Flankenatmung?

Ein reguliertes System atmet ruhig, rhythmisch und ohne Anstrengung.

Auswertung des Tests:

- *Etwas wird leichter, freier, weicher?* Das ist eine Ressource! Dein Bodyguard fühlt sich sicher. Diese Übung kannst du täglich machen!
- *Etwas bleibt neutral oder du spürst keinen Effekt?* Dein Körper braucht hier keine Regulation. Alles in Ordnung! Wenn dir die Übung trotzdem gefällt, kannst du sie auf alle Fälle machen.

- *Etwas wird steifer, unangenehmer, enger?* Das ist ein Zeichen einer unsicheren Neurozeption. Das ist nicht schlimm, sondern ein Hinweis darauf, dass die Übung Potenzial hat, aber noch zu ungewohnt oder zu intensiv war. Probiere, kleinere Bewegungen zu machen, langsamer vorzugehen und mehr Pausen einzulegen, bis dein Nervensystem positiv oder zumindest neutral auf die Übung reagiert. Wenn du dir unsicher bist, lass die Übung fürs Erste lieber weg und kehre später noch einmal in Ruhe darauf zurück.

3.3 Propriozeption: dein innerer Halt

Die Propriozeption wird als der vergessene 6. Sinn bezeichnet und bezieht sich auf die Tiefensensibilität oder Eigenwahrnehmung, also die Fähigkeit des Körpers, die Position, Stellung und Bewegung der eigenen Gliedmaßen sowie des gesamten Körpers im Raum wahrzunehmen. Der Begriff kommt aus dem Lateinischen, *proprius* bedeutet »eigen« und *recipere* »aufnehmen«. Sich etwas zu eigen machen heißt, erst wenn wir erkennen, dass die Körperteile zu uns gehören, können wir sie bewegen. Die Propriozeption ermöglicht es, ohne visuelle Kontrolle zu wissen, wo sich Arme, Beine oder andere Körperteile befinden und wie sie sich bewegen.

Du kannst dir die Propriozeption als einen Raumanzug mit eingebautem Navigationsgerät vorstellen, der speziell für die Bedürfnisse der Erde und deren Anforderungen mit der Schwerkraft entwickelt wurde. Dieses reagiert auf Druck-, Bewegungs- und Dehnreize. Die Rezeptoren in den Gelenkkapseln reagieren auf die Schwerkraft, die im 90-Grad-Winkel auf den Körper wirkt. Die Messfühlerchen in den Faszien sind so programmiert, dass sie das Skelett entlang der Schwerkraftlinie aufrichten. Ähnlich wie Bäume oder eine Pflanze, die von alleine wissen, wo oben ist. Dieser innere Ortungssinn gibt dem Gehirn Rückmeldung darüber, wo sich die Körperteile im Raum befinden, also in welchem Winkel du deinen rechten Ellbogen gerade hältst, ob der Kopf nach oben oder nach unten schaut, ob der Fuß auf dem Boden steht oder in der Luft ist.

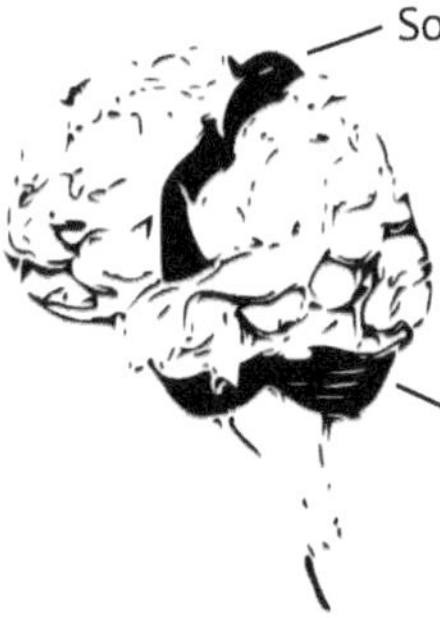

Abb. 6: Propriozeption: das Zusammenspiel aus Kleinhirn und somatosensorischem Kortex

Das Gehirn verarbeitet diese Signale meist unbewusst und steuert so Haltung, Gleichgewicht und gezielte Bewegungen. Das autonome Nervensystem verarbeitet propriozeptive Signale, um blitzschnell auf Veränderungen in der Körperposition oder auf äußere Reize zu reagieren und so die Homöostase sowie das Gleichgewicht des Körpers zu sichern. Propriozeptive Rückmeldungen liefern dem ANS wichtige Informationen, um beispielsweise Muskeltonus und Kreislaufregulation der jeweiligen Situation anzupassen. Bei Stress oder Gefahr können propriozeptive Reize das ANS unterstützen, angemessene Schutz- oder Fluchtreaktionen einzuleiten, ohne dass höhere kognitive Prozesse beteiligt sind.

Ein gutes Körpergefühl, das auf intakter Propriozeption beruht, sorgt für:

- Sicherheit und Zuverlässigkeit in deinen Bewegungen
- Schutz vor Verletzungen durch schnelle Reaktionen auf Veränderungen (z. B. Stolpern)
- Stabiles Gleichgewicht und Koordination
- Selbstvertrauen und ein positives Selbstbild, weil du dich auf deinen Körper verlassen kannst.

In der Polyvagal-Theorie ist die Fähigkeit, den eigenen Körper durch die Propriozeption wahrzunehmen, ein wichtiger Weg, um das Gleichgewicht zwischen Aktivierung (Sympathikus) und Entspannung (ventraler Vagus) wiederherzustellen. Propriozeptive Reize können helfen, Stressreaktionen abzubauen, das Gefühl von Sicherheit zu stärken.

Um die Verbindung zur Neurozeption zu stärken, ist es wichtig, die Propriozeption zu trainieren, damit das »Reptiliengehirn« wieder ausreichend Daten aus den Rezeptoren der Gelenkkapseln erhält und die Neurozeption das Gelenk als sicher einstufen kann. Diese Vorgehensweise macht sich auch die *Neuroathletik* zunutze. Dadurch, dass Sportler an ihrer propriozeptiven Sicherheit arbeiten, wird das Verletzungsrisiko vermindert und die Leistungsfähigkeit erhöht. Das Ziel ist es, die Qualität der Informationen, die das Gehirn erhält, zu erhöhen und so die Bewegungssteuerung, Koordination und Effizienz zu optimieren.

Du musst nicht unbedingt Sportler sein, um an deiner Stabilität zu arbeiten. Auch wir Alltagsmenschen profitieren von einem größeren mentalen und körperlichen Halt. Propriozeptive Stabilität im Stehen und in der Bewegung erhöht unsere Sicherheit und macht uns selbstbewusster.

Die Schwerkraft und das Geheimnis entspannter Stärke

»Wenn wir die Unterstützung der Schwerkraft verlieren, dann fühlen wir uns weniger geliebt.«

Mary Bond (2012; Übers.: L. G.)

Die Schwerkraft ist ein zentraler Reiz für das propriozeptive System. Um der Schwerkraft zu widerstehen und aufrecht zu stehen, muss der Körper ständig Muskelkraft und Gleichgewicht einsetzen. Diese Anpassung an die Schwerkraft wird über Propriozeptoren vermittelt, die kontinuierlich Rückmeldung über Muskelspannung und Gelenkstellung geben. Schon Ida Rolf (1978), die Begründerin der *Rolfing-Methode*, betonte, dass man einen gesunden Menschen daran erkennen kann, wie gut sein Körper in der Schwerkraft um eine vertikale Linie ausbalanciert ist. Je mehr sich der Körper im Schwerkraftfeld ausbalancieren kann und sich seine Bauteile, wie Brust, Becken und Kopf, in einer senkrechten Linie befinden, desto gesünder ist der Organismus und desto stressresilienter wird er auf Belastung. Das Herz wird entlastet, die Atmung kann den Körper frei bewegen und durch die Pumpbewegung wird das Gehirn ausreichend mit Nährstoffen und Sauerstoff versorgt. Wir können klar denken, fühlen uns unterstützt und auf eine natürliche Weise getragen. Der gesamte Körper wird widerstandsfähiger gegen Belastungen des Lebens und kann sich schneller erholen. Die Muskulatur bekommt einen gesunden Tonus, der uns aktionsbereit macht und handeln lässt, sofern dies nötig ist. Das Nervensystem kann öfter in den Entspannungsmodus schalten. Der Bodyguard registriert: »Ich bin sicher, ich werde gehalten und unterstützt.«

Die Fähigkeit, sich unter Belastung zu entspannen

Das Geheimnis echter Regulation liegt darin, sich unter Belastung entspannen zu können. Ein Prinzip, das widersprüchlicher nicht sein könnte und gleichzeitig die Lösung vieler Probleme und Sorgen ist. Entspannen, obwohl es gerade anstrengend ist. Nicht weglaufen, nicht verkrampfen, sondern in der Mitte entspannt bleiben. Wie Aikido-Schüler schon in der ersten Stunde lernen, ist es nicht die Muskelkraft, die sie dabei unterstützt, vom Gegner nicht aus dem Gleichgewicht gebracht zu werden, sondern die Entspannungsfähigkeit.

Im Zentrum dieses Gedankens steht das *Hara-Prinzip* – eine uralte Idee aus dem japanischen Kulturraum. Das Hara steht für das »Bauchzentrum«, womit ein tiefer Punkt unterhalb des Nabels bezeichnet wird – dort, wo unser inneres Gleichgewicht sitzt.

Die vier Prinzipien der Körper-Geist-Verbindung

1. **Den einen Punkt halten**
   Dein innerer Schwerpunkt liegt tief im Bauch, ca. drei Finger breit unter dem Bauchnabel. Dort verankerst du dich mit deiner Konzentration.
2. **Sich vollkommen entspannen**
   Entspanne deine Schultern, lass deinen Bauch weich und deine Knie durchlässig werden. Achte darauf, dass deine Wirbelsäule dabei nicht aus Versehen zusammensackt, sondern lasse sie sich weiter nach oben ausrichten.

3. **Das Gewicht unten halten**
   Du sinkst mit deinem Gewicht Richtung Boden, runter in deine Basis. Du wirst schwer im Becken.
4. **Die Lebensenergie (das Ki oder Qi) fließen lassen**
   Stell dir einen Energiewirbel oder einen sich bewegenden Strom in deinem Unterbauch vor, während du deine Aufmerksamkeit darauf lenkst.

Ein Mensch, der im Hara zentriert ist, weiß im gegebenen Moment, was er zu tun hat. Regulation passiert dann, wenn du innerlich geerdet bist – nicht, wenn du versuchst, alles zu kontrollieren.

Ein Mensch, der im Hara lebt, ist großzügig, handelt bedacht und macht unmittelbar das Richtige: ein Führer, dem man gerne folgt.

Das Hara-Prinzip zeigt uns: Stabilität entsteht durch Entspannung

- Wenn du im Hara bist, dann bist du mit dir verbunden.
- Du kannst dich spüren.
- Du kannst Kraft entwickeln – ohne Härte.
- Du kannst entspannt bleiben, selbst wenn es draußen stürmt.
- Du vermagst Stress zu spüren, ohne dich darin zu verlieren.
- Du kannst Emotionen wahrnehmen, ohne weggespült zu werden.
- Du denkst klar, auch wenn's gerade eng wird.

PVH 22: Die Hara-Übung – Ort der Souveränität

Der Schlüssel zur Selbstregulation besteht in der Fähigkeit, sich unter Belastung zu entspannen.

In dieser Partnerübung erfährst du im wahrsten Sinne des Wortes am eigenen Leib, was es heißt, in deiner Mitte zu stehen. Dass Stabilität durch Entspannung entsteht und nicht durch Kraftanstrengung. Im Kontakt zu deinem Hara, dem inneren Schwerpunkt tief im Unterbauch, kann dich so schnell nichts mehr aus der Bahn werfen.

So geht's:

Suche dir einen Partner

1. A stellt sich in den hüftbreiten Stand. B möchte herausfinden, wie A auf seinen Druck von außen reagiert, und versucht ihn durch Druck an der Hüfte seitlich wegzuschieben.

   A tut alles, um sich nicht wegdrücken zu lassen, und beobachtet, was sein Körper tut, um standhaft zu bleiben. Wahrscheinlich wird A mit sehr viel Muskelkraft versuchen, sich zu halten. Für B wird es ein Leichtes sein, das Gleichgewicht von A zu brechen.
2. Nun versucht A, sich auf den Punkt im Unterbauch zu konzentrieren. Um den einen Punkt zu halten, muss A sich vollkommen entspannen und mit ganzer Willenskraft denken, dass sich das komplette Gewicht in diesem einen Punkt befindet. Die Vorstellung »ich bleibe hier«, »ich lasse mich nieder« unterstützt diesen Prozess.
3. Nun versucht B noch einmal, A wegzuschieben, und ermuntert A dabei immer wieder, sich zu entspannen und den Punkt im Unterbauch zu halten. (Der Bauch ist dabei weich und entspannt.) A wird jetzt viel leichter und weniger angestrengt mit dem Druck von B umgehen und sein Gleichgewicht halten können.

Wirkung:

Wenn du im Hara verankert bist, reagiert dein System ganz anders auf Druck:

- Du nimmst den Kontakt wahr, ohne in Alarm zu gehen.
- Du bleibst spürbar, ohne dich zu verspannen.
- Du lässt Energie fließen, ohne auszubrechen oder zu kollabieren.

Genau das ist Selbstregulation in Echtzeit.

Diese Übung eignet sich wunderbar:

- vor Präsentationen oder schwierigen Gesprächen
- bei Unsicherheiten, Ängsten oder innerer Nervosität
- oder einfach, um deinem System zu zeigen: »Ich bin stabil. Ich habe die Lage im Griff.«

PVH 23: Wie du über die Hara-Übung belastende Situationen regulieren kannst

Ziel: Regulation einer aktuellen Belastung

Wirkung: Diese Übung erzeugt ein Gefühl der Stabilität und Erdung und reguliert Ängste.

So geht's:

1. Setze dich bequem hin. Konzentriere dich einen Augenblick auf deine Atmung und erforsche, wie sie ist.
2. Beschreibe das belastende Ereignis:

   ....

   ....

   ....

3. Nimm wahr, wie sich dieses Erlebnis in den 5 Bausteinen deines Bewusstseins zeigt. Wie verändert sich die Atmung, welche Gedanken hast du, welche Emotionen, wie verändert sich deine Körperhaltung?
4. Dann schiebe einen Moment diese Empfindungen zur Seite und mache die Hara-Übung PVH 22, entweder zu zweit oder alleine.

   Wenn du alleine bist, stell dir vor, du fokussierst deine gesamte Aufmerksamkeit auf den Unterbauch. Entspanne den Unterbauch. Spüre, wie dein Körper schwer wird. Atme in diesen Punkt hinein. Entspanne deine Schultern, deinen Kiefer. Stell dir vor, jemand möchte dich wegdrücken, aber du bleibst entspannt und lässt die Kraft durch deinen Unterbauch in die Beine fließen.
5. Beschreibe, wie du dich fühlst:

   ....

   ....

   ....

6. Denke noch einmal an das Ereignis und bleibe mit deinem Hara-Zentrum verbunden. Das kostet etwas Konzentration, aber versuche es ein bis zwei Minuten lang. Halte dir die Situation vor Augen und entspanne dich diesmal innerlich.
7. Dann mache eine kurze Pause.
8. Denke noch einmal an die Situation und überprüfe deine körperliche Reaktion. Wiederhole die Hara-Übung so lange, bis der Körper mit einer Entspannung auf das Ereignis antwortet.
9. Nimm wahr, wie es dir jetzt geht. Laufe im Raum herum. Wie denkst du jetzt über die Situation?

Für den Alltag: Das Hara-Zentrum kannst du wunderbar im Stehen in der U-Bahn oder in einem fahrenden Bus trainieren. Versuche, deinen Bauch zu entspannen, wenn der Bus fährt. Je mehr du entspannen kannst, desto sicherer wird dein Stand und desto weniger musst du dich festhalten.

Bei allen Aktivitäten, die dein Gleichgewicht herausfordern, kannst du diese Übung machen, bei der Yoga-Pose, auf dem Spielplatz, beim Wandern oder wenn dein Kind an dir zieht und zupft.

Wir haben oft ein ziemlich schräges Bild davon, was uns eigentlich aufrichtet und Halt gibt. Vielleicht hast du auch schon mal gehört, dass du eine *feste* Bauch- und Rückenmuskulatur brauchst, um aufrecht stehen zu können. Das klingt im ersten Moment logisch, ist aber nur die halbe Wahrheit. Denn eine feste Muskulatur ist noch lange kein Garant für ein Gefühl der Sicherheit. Was du wirklich brauchst, ist eine elastische, anpassungsfähige Muskulatur. Eine, die mitdenkt, mitspürt und sich im richtigen Moment an- oder entspannt.

Die stille Kraft deines Skeletts

Unter all den Muskeln, Faszien und dem weichen Gewebe liegt etwas, das oft vergessen wird: dein Skelett. Das ist robust, klar und tragend. Und es ist immer da. Wie ein verlässlicher Partner, der inneren Halt gibt. Deine Knochen brauchen keine Anspannung, um dich zu halten. Sie brauchen nur eins: eine gute Ausrichtung im

Raum. Wenn Becken, Brustkorb und Kopf wie Bausteine senkrecht übereinanderstehen, dann beginnt dein Körper, sich von selbst aufzurichten! Denn die Muskeln, die direkt mit der Wirbelsäule verbunden sind, werden allein durch den Zug der Schwerkraft aktiviert. Und das ohne Kraft und ohne Mühe. So beginnt ein spannendes Spiel mit der Schwerkraft statt eines Kampfes gegen sie.

Was hat das mit Neurozeption zu tun?

Wenn dein Körper spürt, dass dein inneres Gerüst dich trägt, schaltet dein Nervensystem automatisch einen Gang runter. Dein Bodyguard sagt: »Ich bin sicher. Ich muss mich nicht halten. Ich werde gehalten.« Das ist der Moment, in dem echte Entspannung möglich wird. Nicht durch Zusammenreißen, sondern durch Loslassen. Am Ende des Tages fühlst du dich weniger angestrengt. Du bist nicht müde vom »Halten«, sondern fühlst dich auf eine fundamentale Weise getragen.

PVH 24: Stabilität von innen – wie du dein tragendes Fundament spürst

Entdecke die tragende Kraft deines Skelettes, auf das du dich verlassen kannst.

Wirkung:

- Erdung und Aufrichtung
- tiefe Körperwahrnehmung
- beruhigt dein Nervensystem
- gibt Halt und Präsenz – von innen heraus.

So geht's:

1. Stell dich aufrecht hin.
   Schließ deine Augen.
2. Stell dir die Knochen deiner Füße vor.
   Wie sie den Boden berühren, sich ausbreiten. Das ist dein Kontakt zur Erde.
3. Nun stell dir vor, wie die Unterschenkelknochen senkrecht aus den Sprunggelenken herauswachsen. Wie zwei stabile Säulen. Dann stell dir die Oberschenkelknochen vor – sie wachsen wie

von selbst senkrecht aus den Unterschenkelknochen empor. Lass sie sich von innen aufrichten.

4. Fühle dein Becken. Wie eine Schale, auf der alles aufbaut.
5. Sieh, wie die Lendenwirbelsäule senkrecht aus dem Becken nach oben wächst.
   Daran schließt sich die Brustwirbelsäule an – wie ein Turm aus Bausteinen.
   Spür deinen Brustkorb, deine Rippen, die dich umfangen.
6. Visualisiere die Halswirbelsäule, wie sie sich fein und beweglich auf die Brustwirbelsäule aufbaut.
7. Stell dir deinen Kopf vor.
   Wie er ganz oben auf deiner Wirbelsäule balanciert. Nicht gehalten – nur getragen.
   Leicht. Ruhig und ausbalanciert.
8. Stell dir deine Oberarmknochen vor – wie sie seitlich vom Körper schwer herabhängen.
   Dann die Unterarme und die Fingerknochen. Stell dir vor, wie ganz langsam Wassertropfen von deinen Fingerspitzen tropfen.
9. Zum Schluss spüre noch mal dein ganzes Skelett von Kopf bis Fuß. Stell dir vor, wie alles miteinander verbunden ist. Wie du getragen wirst – von innen heraus.
   Stell dir vor, wie die ganze äußere Muskelspannung nach innen fällt zu den Muskeln, die ganz dicht an deinem Skelett liegen. Sie tragen dich. Lass die äußere Muskelhülle los und übergib die Haltearbeit deiner inneren Skelettmuskulatur.
   Mach dir bewusst: Es ist dein Skelett, dass dich trägt. Nicht deine Muskeln, nicht dein Wille, nicht deine Spannung. Dein inneres Gerüst hält dich und bewegt dich!
   Du darfst loslassen.
   Wenn du magst, öffne langsam die Augen.
   Oder bleib noch einen Moment in dieser inneren Aufrichtung und bewege dich mit der Vorstellung deines tragenden Skelettes durch den Raum. Wie fühlst du dich?

Wirbelsäulenabrollen – jetzt kommt Ordnung ins Skelett

Nachdem du gerade dein inneres Gerüst erspürt hast, wird es Zeit, ein bisschen Ordnung reinzubringen, und das ohne Anstrengung und Haltungskorrektur.

Diese kleine Ausrichtungsübung hilft dir, deine ganz eigene, natürliche Haltung zu finden. Kein künstlich erzeugtes »Brust raus, Bauch rein«, sondern eine Haltung, die von innen kommt und sich gut anfühlt.

Warum das wichtig ist? Dein Bodyguard (ein wesentlicher Bestandteil deines Nervensystems) liebt es, wenn dein Kopf da sitzt, wo er hingehört: nämlich obendrauf. Nicht vorgelagert, nicht in Habachtstellung, sondern zentriert und wachsam, wie ein Turm mit Weitblick. Denn nur wenn der Kopf oben balanciert, können deine Sinne richtig arbeiten. Deine Augen, deine Ohren und das Gleichgewichtssystem brauchen Raum und Übersicht, um potenzielle Gefahren rechtzeitig zu entdecken.

Wenn dein Kopf vorne hängt, denkt dein Nervensystem: »Oh, oh – irgendwas stimmt hier nicht.« Wenn dein Kopf obendrauf schwebt, denkt es: »Cool, alles im Blick – ich kann entspannen.«

Mach dich also bereit für die nächste kleine Reise durch dein Skelett – diesmal mit dem Fokus auf Ausrichtung und Präsenz.

Dein Körper weiß längst, wie's geht. Du musst ihn nur lassen.

PVH 25: Wirbelsäulenabrollen – die Körperarchitektur ausrichten

Nachdem du gerade begonnen hast, dein Skelett von innen kennenzulernen, darfst du jetzt erleben, wie es sich anfühlt, wenn Haltung nicht gemacht, sondern entdeckt wird.

Nicht durch Muskelkraft. Sondern durch Ausrichtung. Durch Vertrauen in dein inneres Gerüst.

Wirkung:

- bringt deine Wirbelsäule in ihre natürliche Ordnung
- stärkt das Vertrauen in dein inneres Gerüst und entlastet die Muskulatur

- beruhigt dein Nervensystem, weil dein Körper spürt: »Ich werde getragen.«

Selbstcheck:

Wie beweglich ist deine Halswirbelsäule?

In welcher Stimmung bist du gerade? Müde, energetisch, aufgeregt?

Wenn du gehst, setzen deine Fersen weich oder hart auf?

So geht's:

Stell dir vor, du balancierst dich ganz genau in der Mitte deiner Fußsohlen aus.

Bewege deinen Körper ganz leicht nach vorne auf deine Fußballen und nach hinten und finde den Mittelpunkt deiner Fußsohlen. Dies ist der Ort, an dem du keinen Aufwand betreiben musst, um dich zu halten. Verlasse diesen Punkt während der gesamten Übung nicht.

Nun lass deine Oberarme Richtung Decke schweben, als würde dich jemand sanft an den Ellbogen nach oben ziehen. Dann lass die Handrücken und die Fingerspitzen zur Decke schweben.

Und dann lass eins nach dem anderen los.

Ganz bewusst. Zuerst deine *Handgelenke* – sie kippen weich nach unten.

Dann die *Ellbogengelenke.*

Dann die *Schultern*.

Und schließlich: deinen *Kopf.*

Gib ihn ganz frei. Überlass ihn dem natürlichen Zug der Schwerkraft.

Und beginne nun, Wirbel für Wirbel deine Wirbelsäule nach unten einzurollen.

Ganz sachte.

Lass deinen Rücken die Bewegung machen – verändere die Position in deinen Knien nicht. Deine Füße bleiben stabil, der Mittelpunkt deiner Fußsohlen bleibt, wo er ist.

Geh nur so weit, wie dein Körper es entspannt zulässt.

Nicht ziehen, nicht drücken. Nur fließen.

Verweile einen Moment in dieser hängenden Position – kopfüber

– und spür, wie dein Nervensystem darauf reagiert.

Dann gib mit deinen Fersen einen kleinen Impuls in den Boden.

Fast wie ein Zeichen an dein Skelett: »Es geht wieder nach oben.«

Und jetzt roll dich langsam auf – wie ein Turm, der sich von unten her aufschichtet.

- Die *Unterschenkel* senkrecht über deinen Sprunggelenken
- die *Oberschenkel* senkrecht über den Unterschenkeln
- das *Becken* senkrecht auf die Oberschenkel
- der *Brustkorb* findet seinen Platz darüber
- dann der *Schultergürtel*, der sich über das Becken lagert.

Und jetzt kommt der schönste Moment:

Der Kopf hängt noch – du bist wie ein kopfloser Brustkorb.

Dann stell dir vor, wie dein großer *siebter Halswirbel* sich exakt auf deine Lendenwirbelsäule setzt – wie ein Klotz auf dem nächsten.

Und aus diesem Punkt ziehen sich die *sechs anderen Halswirbel* ganz sachte nach oben.

Ganz zum Schluss hebt sich der Kopf – als würde er wie von selbst obendrauf schweben.

Ohne Mühe. Ohne Halten. Einfach angekommen.

Spüre nach: Wie fühlt es sich an, im Skelett aufgeschichtet zu sein? Komisch, fremd, angenehm oder eine Mischung aus allem?

Wie steht dein Körper jetzt im Raum? Wie trägt dich deine Wirbelsäule?

Und dann – mach einen ersten Schritt.

Geh mit dieser inneren Aufrichtung durch den Raum.

Beobachte dich:

- Wie bewegst du dich jetzt?
- Was denkst du?
- Wie atmest du?
- Was hat sich verändert?

Diese Art, dich selbst aufzurichten, ist pure Nervensystem-Regulation. Auch wenn es sich im ersten Moment fremd anfühlt.

So ist deine natürliche Haltung. Je öfter du dies übst, umso selbstverständlicher wird sie für dich!

Dein Bodyguard merkt sofort: »Ich bin sicher. Ich kann loslassen.«

Nachdem du dein Skelett neu aufgerichtet hast, wird es Zeit, deine Muskeln lebendig werden zu lassen. Das nächste polyvagale Hausmittel schenkt dir Standfestigkeit und Souveränität, ganz ohne dass du dir den Kopf darüber zerbrechen musst. Das englische Wort *Molding* bedeutet nichts anderes als formen. Mit langsamen, zähen Bewegungen deiner Beine, so als würdest du Ton kneten oder modellieren, aktivierst du die tiefen, haltgebenden Faszien und Muskeln. Dein Stammhirn bekommt sofort die klare Botschaft: Ich bin präsent. Ich bin stabil. Ich bin souverän. Diesen Effekt kannst du nicht nur fühlen, sondern oft sogar in deiner Stimme hören.

PVH 26: Molding – Formkraft aus dem Inneren

Diese Übung weckt deine Kernmuskeln auf und schenkt dir ein tiefes Gefühl der Souveränität.

Wirkung:

- aktiviert die tiefen Kernmuskeln und gibt dir das Gefühl von innerer Stärke
- fördert Stabilität, Erdung und ein souveränes Auftreten
- reguliert dein Nervensystem und bringt dich aus Stress zurück in deine Mitte.

Bevor du loslegst, nimm dir einen Moment für einen kleinen Selbst-Check:

- Was denkst du gerade?
- In welcher Stimmung bist du gerade? Müde, energetisch, aufgeregt?
- Wenn du gehst? Setzen deine Fersen weich oder hart auf?
- Sprich ein paar Worte. Wie klingt deine Stimme? Dünn, kraftvoll, hoch, tief?

So geht's:

Stell dir vor, du hast einen riesengroßen Klumpen Ton vor dir liegen. Dieser ist zäh und schwer formbar.

Mach ein paar Bewegungen mit deinen Händen – so als würdest du den Ton formen, Löcher hineindrücken, ihn zusammendrücken, wieder ausstreichen. Mach die Bewegung langsam und mit spürbarem Widerstand. So bekommst du ein Gefühl dafür, wie sich Molding anfühlen soll.

Jetzt kommt *dein Fuß* ins Spiel:

Leg diesen imaginären Tonklumpen auf den Boden vor dir:

- Setz deinen *rechten Fuß* in den Ton.
- Beginne den Klumpen mit deinem Fuß zu bearbeiten.
- Forme ihn. Drück Löcher hinein. Tritt ihn seitlich, nach hinten, nach vorne.
- Spüre, wie dein ganzes Bein mitarbeitet – bis hoch in den Po, den Bauch und die tiefe Rumpfmuskulatur.
- Mach langsame, zähe, formende Bewegungen – wie Kneten mit Widerstand.

Du musst nichts perfekt machen. Es geht nur ums Spüren.
Die Faszien in der Tiefe wachen dabei auf.
Dein Nervensystem bekommt die Info:
»Ich bin kraftvoll. Ich bin verbunden. Ich bin da.«

Dann stell deinen Fuß wieder ab.

Spür in deine Beine hinein:
Wie fühlt sich die rechte Seite im Vergleich zur linken an?
Mehr Kontakt zum Boden? Mehr Stabilität? Mehr Selbstvertrauen?

Jetzt ist das *linke Bein* dran:

Wiederhole den gesamten Ablauf mit dem linken Fuß.
Denk wieder an den Ton. Spür den Widerstand.
Erlaube deinem Körper, Kraft zu entwickeln – aus der Tiefe heraus, nicht aus Anspannung.

Zum Abschluss:

Lauf durch den Raum.
Nimm wahr:

- Wie fühlt sich dein Gang jetzt an?
- Wie klingt deine Stimme?
- Wie hat sich deine Stimmung verändert?

- Wie fühlen sich deine Emotionen an – greifbarer? Ruhiger? Klarer?

Diese Übung ist wie ein inneres Reset.
Sie bringt dich raus aus dem Alarmzustand und rein in deine Mitte.
Du wirst nicht nur stabiler, sondern auch spürbar souveräner.

Wenn du magst, mach daraus ein festes Ritual vor wichtigen Momenten – oder für zwischendurch, wenn dein Nervensystem eine klare Ansage braucht:
»Ich bin da. Ich bin handlungsfähig. Ich bleibe bei mir.«

Warum die Übung so wirksam ist:
Die formende Bewegung deiner Beine aktiviert tief liegende Kernmuskeln, die deinem Stammhirn ein ganz klares Signal senden: »Ich hab die Lage im Griff.«

Das kann in ganz unterschiedlichen Situationen hilfreich sein:

- vor einem Gespräch oder Auftritt
- bei Nervosität, Panik
- oder Ärger oder einfach, um dich wieder stabil und handlungsfähig zu fühlen.

3.4 Power-Propriozeption: Muskeln aktivieren – Selbstbewusstsein stärken

Wann immer du dich schwach, handlungsunfähig oder ausgeliefert fühlst, kann dein Körper dir helfen, dich wieder aufzurichten.

Unser Nervensystem ist zutiefst körperbasiert. Besonders das Stammhirn – der älteste Teil unseres Gehirns – reagiert stark auf Signale aus der Muskulatur. Wenn Muskeln aktiviert werden, bekommt das Stammhirn eine klare Botschaft: »Ich kann handeln. Ich bin nicht wehrlos.«

Diese Botschaft verändert die innere Körperwahrnehmung – und damit unser emotionales Erleben. Aktivierte Muskulatur bedeutet:

- mehr Durchblutung
- Entlastung von Herz und Kreislauf
- Unterstützung des Lymphsystems
- mehr Stabilität und Orientierung im Körper.

Vor allem der Quadrizeps – unser Oberschenkelmuskel – spielt dabei eine Schlüsselrolle. Er ist nicht nur der größte und kräftigste Muskel unseres Körpers, sondern auch eng mit unserem Sicherheits- und Handlungssystem verbunden. Wird er bewusst angesprochen, stärkt das unmittelbar dein Gefühl von Selbstwirksamkeit.

Wir haben hier Übungen zusammengestellt, die gezielt Muskeln aktivieren, um dein Sicherheitssystem zu unterstützen – für mehr Power, Standfestigkeit und innere Klarheit.

PVH 27: Selbstbewusstsein aktivieren über den Quadrizeps

Immer dann, wenn du dich hilflos, unsicher oder schwach fühlst und dein Selbstbewusstsein stärken möchtest, ist diese Übung sinnvoll.

Wirkung:

- signalisiert dem Stammhirn Handlungsfähigkeit ohne Zwang
- fördert ein sicheres Auftreten durch stabile Knie
- stärkt das Selbstbewusstsein und gibt ein Gefühl von Kontrolle.

So geht's:

Vorbereitung:

- Laufe ein paar Schritte durch den Raum.
- Spüre bewusst deinen Gang:
  - Fühlen sich deine Knie stabil an?
  - Hast du das Gefühl von Sicherheit beim Gehen?

1. **Position einnehmen:**
   - Setze dich auf den Boden in den Langsitz (Beine ausgestreckt nach vorne).
   - *Optional:* Schwinge dich leicht nach vorne und zurück, um die Beweglichkeit der Beinrückseiten zu testen.
2. **Aktivierung des Quadrizeps:**
   - Lege ein gerolltes Handtuch oder einen elastischen Ball unter einen Oberschenkel, direkt oberhalb des Knies.
   - Drücke den Oberschenkel aktiv nach unten auf das Handtuch / den Ball.
   - *Ziel:* den Quadrizeps bewusst anspannen.

- *Wichtig:* Es geht nicht um Krafttraining – sondern um Verbindung.
  Lege dein Gewahrsein auf den Muskel:
- Spüre bewusst, wie er sich zusammenzieht.
- Spüre bewusst, wie er wieder locker wird, wenn du den Druck löst.
- Wiederhole 5–10 bewusste Anspannungen und Entspannungen.

3. **Feinarbeit – punktuelle Aktivierung:**
   - Suche mit deinem Daumen Stellen am Oberschenkel, die sich fester oder blockiert anfühlen.
   - Bleibe mit dem Daumen auf einer dieser Stellen.
   - Versuche jetzt gezielt, dort den Muskel anzuspannen.
   - Wiederhole dies 5–10-mal pro Stelle.
4. **Integration:**
   - Entferne Ball oder Handtuch.
   - Spüre nach:
     - Ist das Bein vielleicht länger geworden?
     - Fühlen sich die Rückseiten elastischer an?
     - Hat sich etwas im unteren Rücken verändert?
   - Steh auf und geh ein paar Schritte:
     - Spüre den Unterschied zwischen linker und rechter Seite.
   - Wiederhole dann die Übung auf der anderen Seite.

Wirkung der Übung:

Dein Nervensystem bekommt die Botschaft: »Ich kann handeln – aber ich muss nicht.«
Das stärkt dein inneres Sicherheitsgefühl und fördert eine ruhige, stabile Präsenz.

PVH 28: Wandtrampolin – Spannung entladen, Kraft zurückholen

Manchmal staut sich Spannung im Körper an, bevor wir es überhaupt merken. Sie bleibt stecken in den Faszien, sammelt sich in Muskeln und Gelenken – und macht uns eng, unruhig oder kraftlos. Diese Übung hilft dir, Spannung frühzeitig zu entladen, bevor sie sich festsetzt.

Durch das spielerische Abdrücken an der Wand werden deine Faszien wach und reaktionsbereit. Gespeicherte Bewegungsenergie darf sich lösen. Das System wechselt vom inneren Stau in die Bewegung. Also von der Aufladung in die Entladung.

Ein echter Segen für dein Nervensystem.

Und gleichzeitig geschieht noch etwas anderes:

Dein Stammhirn bekommt das Gefühl: »Ich kann damit spielen. Ich bin nicht ausgeliefert.«

Genau das brauchen wir in Momenten von Druck oder innerer Anspannung: eine Erinnerung daran, dass Handlung möglich ist, aber nicht unter Zwang.

Wirkung:

- löst angestaute Spannung aus Muskeln und Faszien und verhindert, dass sie sich festsetzt
- aktiviert Elastizität, Dynamik und Bewegungsfreude im ganzen Körper
- stärkt das Gefühl von Handlungsfähigkeit: vom Zwang (»Ich muss«) hin zur Freiheit (»Ich kann – wenn ich will«).

So geht's:

Vorbereitung:

Geh ein paar Schritte durch den Raum.

Wie dynamisch fühlt sich die Gehbewegung an? Schleppend, schwer oder leicht?

In welchem inneren Zustand befindet sich dein Nervensystem? Aufgeregt, ruhig oder müde?

1. **Position einnehmen:**

   Stell dich aufrecht vor eine stabile Wand, mit etwas Abstand. Jetzt lass dich ganz bewusst nach vorne fallen – und fang dich mit deinen Händen ab.

   Wichtig: Nicht starr – sondern mit einem federnden Rückstoß. Drück dich sanft, aber bestimmt von der Wand ab.

2. **Federung aktivieren:**

   Beim Abdrücken atmest du kraftvoll *aus.*

   Beim Nach-vorne-Fallen atmest du *ein.*

Stell dir vor, du bist ein Flummi, der spielerisch von der Wand zurückspringt.

3. **Fasziale Vielfalt:**
   Verändere bei jedem Abdrücken den Winkel deiner Hände und Ellbogen:
   - mal nach oben, mal nach unten
   - mal weit, mal eng
   - mal mit schrägen Armen, mal frontal.

So aktivierst du ganz unterschiedliche Faszienbahnen und Muskelschichten. Dein ganzer Körper wird mit einbezogen, indem du nicht nur die Arme, sondern auch Rücken, Brustkorb und Beine aktivierst. Dein System wird durchlässiger, elastischer, handlungsfähiger.

Spüre nach:

- Fühlst du dich wacher, präsenter, lebendiger?
- Hat sich innerlich etwas entladen?
- Ist dein Gang dynamischer geworden?

Diese Übung ist wie ein kurzer energetischer Austausch. Bevor du innerlich explodierst, versuche diese Übung. Sie bringt dich vom Druck in die Dynamik, vom »Ich muss« ins »Ich kann – wenn ich will«. Danach lauf ein paar Schritte. Du wirst merken, wie beschwingt das Gehen auf einmal wird.

PVH 29: »Arm Push« – deine Kraft in Bewegung bringen

Diese Übung aktiviert vor allem deine Brust-, Arm- und Bauchmuskulatur. Genau die Bereiche, die unser Körper nutzt, um zu handeln, sich abzugrenzen oder für etwas einzustehen.
Wenn diese Muskeln aktiviert werden, sendet dein Nervensystem eine eindeutige Botschaft an das Stammhirn:
»Ich bin handlungsfähig. Ich kann mich verteidigen. Ich habe Kraft.«

Der Sympathikus – dein innerer Motor für Selbstwirksamkeit – wird gezielt angesprochen.
Gleichzeitig kann sich angestaute Energie, etwa Wut oder Frust, in klare, bewusste Bewegung verwandeln.

Wirkung:

- aktiviert Brust-, Arm- und Bauchmuskeln, sendet klare Signale von Kraft und Handlungsfähigkeit ans Stammhirn
- verwandelt angestaute Energie (z. B. Wut oder Frust) in geordnete, bewusste Bewegung
- stärkt Selbstbewusstsein, Abgrenzungsfähigkeit und das Gefühl innerer Entschlossenheit.

So geht's:

1. **Position einnehmen:**
   Stelle dich aufrecht hin, die Füße stabil im Boden verwurzelt. Spüre deine Mitte – deinen Brustkorb, deinen Bauch, dein Becken.
   Du bist bereit.
2. **Aktive Phase:**
   Lege Zeige- und Mittelfinger deiner linken Hand sanft gegen die Handfläche der rechten Hand.
   Gib damit einen leichten Widerstand – nicht zu stark, gerade so, dass dein rechter Arm etwas zum »Arbeiten« hat.
   Jetzt:
   Bewege den rechten Arm langsam nach vorne, gegen den Widerstand deiner linken Finger.
   - Spüre, wie deine Bauchmuskeln dich dabei unterstützen.
   - Atme kraftvoll aus, während du den Arm vorschiebst.
   - Stell dir vor, deine ganze innere Energie fließt in diese eine Bewegung.

   Dann:
   - Führe den rechten Arm langsam wieder zurück – ohne - Widerstand, begleitet von einem tiefen Einatmen.
   - Spüre den Moment der Entspannung.
3. **Wiederholung:**
   Wiederhole die Bewegung 3- bis 6-mal – ganz bewusst.
   Dann wechsle die Seite.
   Spüre nach:
   - Hat sich etwas in dir aufgerichtet?
   - Fühlst du dich klarer, entschlossener, lebendiger?

- Ist vielleicht ein Stück Wut zu Energie geworden?

Diese Übung bringt dich aus der Lähmung ins Tun, aus dem Denken ins Handeln, aus dem Ohnmachtsgefühl zurück in deine Kraft. Ein kleiner Push mit großer Wirkung.

3.5 Schutzreflexe – die versteckten Auslöser von Verspannungen

Stress im Nacken – was dahintersteckt

Vielleicht hast du im Alltag schon mal bemerkt, dass sich der Nacken nach einem stressigen Tag wie aus Beton anfühlt. Die Muskeln fühlen sich verspannt und steif an, so als ob eine große Last auf den Schultern säße. Oft versuchen wir dann, diese Verspannungen durch Massieren oder Dehnen zu lindern. Aber richtig nachhaltig wirkt das nicht. Warum? Weil bei Stress nicht nur der Nacken, sondern das ganze System reagiert. Vor allem die Muskeln, die mit dem autonomen Nervensystem verbunden sind. Dazu gehören:

- die Muskeln in Gesicht, Kopf, Kiefer und Nacken
- die Bauchmuskulatur und der tiefe Psoas-Muskel
- die Rückenmuskulatur entlang der Wirbelsäule.

Der Schutzreflex – ein uraltes Programm

Diese Muskeln haben eine zentrale Aufgabe: Sie schützen dich, wenn dein System Gefahr wittert. Dabei ist es ganz egal, ob es sich um einen Löwen oder um ein technisches Problem mit dem Computer handelt. Diese Schutzreflexe sind uralt, aber immer noch höchst aktiv!

Probier mal Folgendes aus: Sag laut »Oh weh!« oder denk den Satz nur ganz bewusst. Achte dabei auf deinen Nacken. Spürst du die minimale Anspannung?

Es ist fast unmöglich, dabei die Nackenmuskulatur ganz entspannt zu lassen. Dein System zieht sich automatisch zusammen, um das Gehirn, das Rückenmark und die lebenswichtigen Organe zu schützen.

Moderne Reize – alte Reflexe

In der heutigen Welt werden wir zwar nicht mehr gefressen, aber unser Nervensystem reagiert oft so, als ob genau das passieren könnte. Der Bodyguard unterscheidet nicht zwischen echter Lebensgefahr und einem vollen E-Mail-Postfach.

Das Ergebnis: Diese Schutzreflexe bleiben aktiv, wenn wir sie nicht bewusst wieder lösen. Die Muskeln in Nacken, Bauch und Rücken geraten in eine chronische Dauerspannung, die sich irgendwann in typischen Beschwerden zeigt:

- Spannungskopfschmerzen
- Nackenschmerzen
- Rückenschmerzen im Lendenwirbelsäulenbereich
- Unruhe oder das Gefühl von »innerer Panzerung«.

Die gute Nachricht: Du kannst diese Reflexe nicht einfach wegmassieren – aber du kannst lernen, sie zu regulieren. Wenn du dein Nervensystem besser verstehst und weißt, wie du es gezielt ansprechen kannst, dann lösen sich viele dieser Spannungen von innen heraus.

PVH 30: Lösen der Trapezius-Faszie

Diese Übung löst alte Schutzreflexe und befreit deinen Nacken aus seiner chronischen Anspannung.

Wirkung:

- löst Schulter- und Nackenspannung
- bringt Weite in die Atmung
- mobilisiert die Halswirbelsäule.

Schritt 1: Vorher-Check

Setz dich aufrecht und bequem auf einen Stuhl.
Dreh deinen Kopf langsam nach rechts und links.

- Wie weit dreht er sich leicht?
- Wie fühlt sich deine Atmung gerade an?

Schritt 2: Kontakt herstellen

Greif mit deiner linken Hand zum rechten Trapeziusrand (der obere Schultermuskel).

Drück ihn sanft – nicht zu fest. Nur so viel, dass du merkst: »Ah, da ist Spannung.«

Schritt 3: Mikrobewegung und Atmung

Lass deinen Kopf sanft nach vorne sinken, als würde dein Nacken sich ganz langsam dehnen.

Jetzt kommt die feine Vagus-Magie:

1. **Einatmen:** Hebe die rechte Schulter *nur 1 Millimeter* an.
2. **Ausatmen**: Lass die Schulter wieder in die Ausgangsposition zurückgleiten.
3. **Pause machen**: Spür, wie der Muskel sich entspannt.

Wiederhole das 3–6-mal.

Schritt 4: Rotation und Atem-Kombination

Bring deinen Kopf wieder sanft in die Mitte und dreh ihn dann leicht nach rechts. Deine linke Hand liegt immer noch auf dem Trapezius.

1. **Einatmen:** Wieder die rechte Schulter *1 Millimeter* anheben
2. **Ausatmen:** Schulter loslassen
3. **Pause**

Wiederhole das 3–6-mal.

Achte auf die kleinen Unterschiede: Wie fühlt sich die Atmung an? Die Rotation?

Schritt 5: Gegenseite aktivieren

Dreh den Kopf nach links, die rechte Schulter ist nun dran:

1. **Einatmen:** Rechte Schulter ganz leicht heben
2. **Ausatmen:** Zurückgleiten lassen
3. **Pause**

Auch hier: 3–6 Wiederholungen

Dann löse deine Hand von der Schulter.

Teste noch mal: Wie beweglich ist dein Kopf jetzt im Vergleich zu vorher?

Wiederhole die Übung auf der anderen Seite!

Nachspüren

Schließ kurz die Augen.

- Was hat sich verändert?

- Wie fühlt sich deine Atmung jetzt an?
- Gibt's mehr Weite, mehr Raum?
- Und was denkst oder fühlst du gerade?

Wenn du magst, kannst du diese Übung regelmäßig in deinen Alltag einbauen – sie ist wie eine kleine Einladung an dein Nervensystem, sich zu entspannen, zu regulieren und wieder in Balance zu kommen.

PVH 31: Dreh- und Neigemuskel des Kopfes lösen

Der Kopfwender und der Kapuzenmuskel arbeiten als Team. Beide Muskeln werden vom *Nervus accessorius* innerviert, einem Hirnnerv, der eng mit dem Vagusnerv kommuniziert. Wenn sie verspannt sind, melden sie dem Gehirn unterschwellig »Gefahr«. Das Stammhirn reagiert mit Sympathikusaktivierung, sprich: Der Körper geht in Habachtstellung.

Verspannung in dem einen Muskel beeinflusst immer auch den anderen. Gemeinsam stabilisieren sie die Kopfhaltung und helfen den Augen, sich horizontal im Raum zu orientieren. Ohne diese Stabilität würde der Kopf bei jeder Bewegung »absacken« und klare Wahrnehmung wäre kaum möglich – ein Zustand, den das Nervensystem als bedrohlich einstuft.

Entspannen sich diese beiden Muskeln, können sich auch die Augen wieder freier bewegen und leichter fokussieren. Das hat direkte Auswirkungen auf unser inneres Sicherheitsgefühl.

Wirkung:

- entspannt die Augen
- befreit die Halswirbelsäule
- bringt neue Leichtigkeit ins System.

So geht's:

Setz dich aufrecht hin.

Lass deinen Atem kommen und gehen, ohne etwas zu verändern.

Beobachte erst mal nur:

Schau dich in deinem Raum um – wie bewegen sich deine Augen?
Eher sanft und fließend oder eher hektisch und sprunghaft?
Wie ist deine Atmung dabei? Ruhig? Flach? Chaotisch?

Bewegt sich dein Kopf mit den Augen mit – oder bleiben Kopf und Hals eher starr?
Sind die Bewegungen von Augen und Kopf gut aufeinander abgestimmt oder wirken sie unkoordiniert?

Den Schlüsselmuskel finden

Such mit deinen Fingern den Sternocleidomastoideus-Muskel, er verläuft schräg vom Ohr zum Schlüsselbein. Du kannst ihn gut ertasten, wenn du den Kopf leicht zur Seite drehst. (Für den rechten Muskelstrang neige dein rechtes Ohr zur rechten Schulter und drehe den Kopf dabei nach links. Der Muskel hebt sich deutlich hervor.)

Mit Daumen und Zeigefinger (Grundgelenke, nicht die Spitzen!) greifst du den Muskel sanft. Such dir eine Stelle, die sich auf deinen Druck ganz leicht unangenehm anfühlt oder »interessant« ist.

Zieh nun vorsichtig die Haut an dieser Stelle nach oben oder unten.
In welche Richtung lässt sich die Haut leichter verschieben?
Warte, bis dein Körper ein kleines Zeichen der Regulation sendet: ein Seufzen, Schlucken, Gähnen … oder einfach ein tiefes Durchatmen.

Augen führen – Kopf folgt

Während du den Muskel sanft hältst, beginne mit den Augen den Raum abzusuchen – ganz langsam.
Lass die Augen wandern, der Kopf darf mit folgen.
Beobachte bewusst, was du siehst: Formen, Farben, Licht, Schatten.
Wichtig: Die Bewegung soll weich und geschmeidig sein – kein »Abscannen«, sondern eher wie ein neugieriger Blick durch eine Galerie.
Dann wechsel zur nächsten Stelle am Muskel, die sich für dich »spannend« oder auffällig anfühlt – und wiederhole das Ganze.
Dann wechsle zur anderen Seite.

Abschluss

Wenn dein Körper kein klares Regulationszeichen gibt:
Dann schließ die Übung mit einem bewussten Seufzen oder Schlucken ab.

Spür nach:
Wie fühlt sich dein Nacken an?
Hat sich etwas an deinem Blick verändert?
Fühlst du dich klarer, ruhiger, aufmerksamer?

Dann: Seitenwechsel
Du kannst diese Übung ganz einfach im Alltag nutzen: beim Warten, in der Mittagspause oder zwischendurch im Büro.
Sie ist wie ein kleiner Body-Mind-Reset – besonders gut, wenn du viel am Bildschirm arbeitest oder das Gefühl hast, »nicht mehr ganz da« zu sein.

PVH 32: Lösen des Kiefermuskels

Den Kiefer loslassen – der unterschätzte Gamechanger für dein Nervensystem

Wenn dein Kiefer locker ist, fühlt sich dein ganzes System sicherer.
Warum das so ist? Ganz einfach: Der Kiefer ist eng mit deinem Nervensystem verknüpft – besonders mit dem Bereich, der entscheidet, ob du gerade entspannt bist oder auf Alarm geschaltet hast.

Ein angespannter Kiefer signalisiert deinem Stammhirn unbewusst: Achtung, Gefahr im Verzug.
Ein weicher, leicht geöffneter Kiefer dagegen sendet sofort Entwarnung. Das kannst du sogar bei Tieren beobachten: Ein Hund mit leicht offenem Maul und locker hängender Zunge ist ganz offensichtlich tiefenentspannt. Ist der Fang dagegen geschlossen, sind die Lefzen angespannt und zurückgezogen, heißt das: Achtung, der Hund ist gestresst oder fühlt sich bedroht.

Unser Nervensystem reagiert da ganz ähnlich. Nur dass wir es nicht so deutlich nach außen zeigen, aber innerlich läuft der Film trotzdem.

Wirkung:

- entspannt das Kiefergelenk
- aktiviert den Vagusnerv und vertieft Ruhe und Regeneration
- löst Spannung im ganzen Körper.

So bringst du deinen Kiefer (und dein System) in den Ruhemodus.

Probier diese Übung am besten erst mal im Sitzen aus – z. B. auf einem bequemen Stuhl.

Später kannst du sie auch wunderbar im Liegen machen, zum Beispiel abends im Bett, wenn du nicht einschlafen kannst.

Im Sitzen hast du allerdings einen kleinen Bonus: Die Schwerkraft hilft dir dabei, den Kiefer wirklich loszulassen. Und das fühlt sich oft richtig gut an.

1. **Finde dein Kiefergelenk – deinen Ort der Entspannung**

   Setz dich aufrecht, aber entspannt hin. Nimm deine beiden Zeigefinger und lege sie ganz sanft in deine Ohren – so, dass die Fingerkuppen leicht im Gehörgang liegen. Jetzt öffne und schließe langsam den Mund.

   Spürst du, wie sich unter deinen Fingerspitzen etwas bewegt? Genau da liegt dein Kiefergelenk. Und genau dort beginnt echte Entspannung – nicht irgendwo vorn am Kinn, sondern tief drinnen, im hinteren Rachenraum.

   Wenn dich das nächste Mal jemand fragt, ob du deinen Kiefer entspannen kannst – dann weißt du, wo das passiert.

2. **Mikrobewegung und Vorstellungskraft**

   Lass deine Finger ruhig noch einen Moment in den Ohren. Öffne und schließe jetzt deinen Mund ein paar Mal ganz langsam und sanft – wie in Zeitlupe. Stell dir dabei vor, dein Unterkiefer gleitet nicht einfach nur nach unten, sondern wie eine Schublade leicht nach hinten-unten.

   So entsteht hinten im Rachen mehr Weite, und dein Nervensystem bekommt das Signal: Ah, alles gut, ich kann loslassen.

   Je dümmlicher dein Gesichtsausdruck dabei wird, desto besser! Das ist ein gutes Zeichen, dass du wirklich loslässt. Wenn dabei ein Gähnreiz kommt: Jackpot! Das zeigt, dass dein Vagusnerv gerade mitarbeitet.

3. **Der Moment der Weichheit – Atem trifft Kiefer**

   Jetzt atme einmal ruhig durch die Nase ein und bringe deine Kiefer dabei ganz sanft zusammen. Kein Zusammenbeißen, nur ein zartes Annähern der Backenzähne.

Dann atme durch den Mund aus – und lass dabei deinen Unterkiefer langsam nach unten sinken, ganz weich, ganz locker. Stell dir vor, er hängt einfach schwer nach unten wie ein nasser Waschlappen.

Und dann bleib genau da. Spür mal nach, ob es diesen einen Punkt gibt, an dem sich plötzlich nicht nur der Kiefer, sondern auch Bauch oder Magen entspannen – wo du das Gefühl hast: »Jetzt ist gut.«

Dieser Punkt ist bei den meisten Menschen bei einer Mundöffnung von etwa 1 bis 1,5 Fingerbreit.

Wenn du diesen Punkt gefunden hast, merk ihn dir.
Er ist dein innerer Shortcut in stressigen Momenten.
Du kannst ihn jederzeit innerlich aufrufen – dir einfach vorstellen, wie dein Kiefer dorthin sinkt. Und oft reicht das schon, damit dein System runterfährt. Manchmal sogar so sehr, dass sich ein kleines Gefühl von Freude oder Erleichterung breitmacht.

4. **Nachspüren – was hat sich verändert?**

   Nimm dir zum Schluss ein paar Sekunden zum Spüren:
   Wie fühlt sich dein Gesicht jetzt an?
   Hat sich etwas in deiner Atmung verändert?
   Spürst du vielleicht ein bisschen mehr Ruhe im Kopf oder im Bauch?

   Diese Übung ist simpel, aber total kraftvoll – besonders, wenn du sie regelmäßig machst.
   Und das Beste: Du brauchst nichts außer dir selbst und ein bisschen Achtsamkeit. Ideal für zwischendurch oder als Abendritual.

   Der Kiefer spielt eine zentrale Rolle bei der Regulation des Nervensystems. Wenn wir lernen, ihn bewusst zu lösen, dann ist das wie eine Geheimwaffe gegen Stress. Ein entspannt hängender Kiefer signalisiert deinem Stammhirn sofort Sicherheit und Entwarnung. Ein angespannter Kiefer hingegen ist ein neurozeptiver Trigger für Gefahr.

Stoppreflex lösen: Bauchspannung und Psyche entlasten

Hast du schon mal einen Hund gesehen, der seine Rute einzieht, wenn er Angst hat? Der ganze Körper wird dabei steif, die Atmung sehr kurz und flach. Die gleiche Reaktion passiert bei uns Menschen, wenn wir uns vor etwas zurückziehen, uns unsicher fühlen oder Angst haben. Nur sind diese Bewegungen nach außen weniger sichtbar. Der Bauch wird hart, die Atmung flach, das Becken leicht eingezogen. Wir fühlen uns klein und zusammengezogen. Als ob wir innerlich auf der Bremse stünden.

Willkommen im *Stoppreflex*. Dies ist einer der ältesten Schutzmechanismen von Lebewesen. Selbst Einzeller verfügen darüber, um sich von einer Gefahrenquelle zurückzuziehen. Ebenso eine Schnecke, die ihre Fühler einzieht, sobald man ihr zu nah kommt.

Tief in unserem Inneren gibt es einen Muskel, der das Kommando übernimmt, wenn Gefahr droht: der *Psoas*. Er verbindet die Wirbelsäule mit den Beinen und ist direkt ans autonome Nervensystem gekoppelt. Und genau dieser Muskel sagt unserem Körper in bedrohlichen Momenten: »Kugel dich ein, schütz dich!«

Dieser Reflex hat uns schon oft das Leben gerettet. Zum Beispiel, wenn wir unachtsam über die Straße gegangen sind und ein herankommendes Auto übersehen haben. *Zack*, der Stoppreflex setzt ein und hält uns im letzten Moment davor zurück, die Straße zu überqueren. Der Bauch wird dabei fest, die hintere Oberschenkelmuskulatur verkürzt sich. Wir können keinen Schritt weiter.

Die gute Nachricht ist, dass wir uns auf diese Schutzeinrichtung der Natur blind verlassen können. Wenn dieser Reflex allerdings dauerhaft aktiv bleibt – zum Beispiel durch chronischen Stress, Ängste oder unterdrückte Emotionen –, dann zieht sich das System immer weiter zusammen. Die Bauchmuskeln werden hart, die Atmung wird blockiert, das Herz muss mehr arbeiten und der ganze Organismus läuft in einem unnötig hohen Grundtonus.

Irgendwann sind die Faszien in diesem Bereich so gespannt und ausgetrocknet, dass sie sich wie eine starre Hülle anfühlen. Und wir kommen gar nicht mehr richtig in unsere Kraft.

Was hilft? Den Reflex bewusst machen – und ihn auf sanfte Weise lösen.

Die Idee dahinter: Du zeigst deinem Stammhirn, dass du wieder selbst die Kontrolle über den Moment und über deine Muskeln hast. Und dass es okay ist, die Muskeln wieder zu verlängern und zu öffnen.

Diese Übung ist eine meiner liebsten, weil sie einfach, aber unglaublich wirkungsvoll ist. Ich mach sie täglich – manchmal nur ein paar Minuten. Sie bringt mich sofort aus dem Stressmodus raus und gibt meinem Becken wieder mehr Stabilität und Freiheit. Und das Allerbeste: Sie hilft hervorragend gegen ISG-Beschwerden!

Vorbereitung und Mini-Test

Bevor es losgeht, mach einen kleinen Check-in mit deinem Körper:

- Wie hart setzen deine Fersen auf den Boden auf, wenn du gehst?
- Stell dich auf ein Bein – wie stabil fühlst du dich gerade?

PVH 33: Die Stoppreflex-Release-Übung

Diese Übung wirkt Wunder bei Rückenschmerzen und ISG-Beschwerden.

Wirkung:

- löst tiefsitzende Schutz- und Stoppmuster in Bauch- und Rückenmuskulatur → Entlastung für Lendenwirbelsäule und ISG
- bringt Becken, Bauch und unteren Rücken wieder in ein dynamisches Gleichgewicht
- fördert innere Ruhe, Erdung und ein spürbar leichteres Körpergefühl.

Drei goldene Regeln vorweg:

- Mach die Bewegung sehr langsam.
- Mach die Bewegung sehr klein.
- Mach nach jeder Bewegung eine Pause.

Mach es dir auf dem Rücken bequem – am besten auf einer Matte oder einem Teppich. Nimm wahr, wie dein Rücken auf dem Boden aufliegt. Wie viel Platz befindet sich zwischen dem Boden und deiner Lendenwirbelsäule?

1. Verschränke deine Hände locker hinter deinem Kopf und bewege die Ellbogen zu den Ohren. Dann lass zuerst das eine Knie über deinen Bauch schweben, dann das andere. Beide Knie sind jetzt angezogen wie in der Embryohaltung.
2. Lass zuerst das rechte Knie und dann das andere langsam zur rechten Seite kippen. Lege die Beine in einem für dich bequemen Winkel ab. Entspanne deine Leisten. Lass die Schwerkraft die Arbeit machen.

Phase 1 – Nase zum Becken

Mit der nächsten *Ausatmung* hebe deinen Kopf sanft an (die Hände unterstützen ihn) und führe deine Nase Richtung *oberen Beckenkamm.*
Nimm wahr, wie sich deine *Bauchmuskeln dabei schließen* und der untere Rücken sich rund gegen den Boden drückt.

Mit der *Einatmung* komm langsam zurück in die Ausgangsposition und spüre, wie die Bauchmuskeln wieder *auseinandergleiten,* als würden sie länger werden. Der untere Rücken bewegt sich dabei etwas vom Boden weg.

Wiederhole diese Bewegung 3- bis 6-mal – in deinem Tempo. *Wichtig:* Mach nach jeder Bewegung eine kurze Pause, um jedes Mal frisch zu starten. Gib deinem Nervensystem Zeit, die Veränderung zu spüren.

Phase 2 – Kinn zum Becken

Jetzt mach die gleiche Bewegung noch mal – aber diesmal führst du nicht deine Nase, sondern dein *Kinn* Richtung Becken. Das aktiviert eine andere Faserschicht deiner Bauchmuskeln. Spür, wie sie sich anders zusammenziehen.

Auch hier wieder: 3–6 Wiederholungen mit bewusster Ein- und Ausatmung. Versuche zu spüren, wie sich die Bauchmuskeln dabei zusammenziehen und mit der Ausatmung wieder auseinandergleiten und länger werden.

Je genauer du spüren kannst, umso besser unterrichtest du dein Kleinhirn, wie es die Muskelspannung in den Bauchmuskeln regulieren kann.

Mache nach jeder Bewegung eine kleine, bewusste Pause.

Phase 3 – Ellbogen zum Becken

Nun führst du sanft deine *Ellbogen in Richtung Becken* – als würdest du dich einrollen. Mache diese Bewegung völlig ohne Anstrengung. Spüre, wie sich die Muskelschichten zusammenziehen und wieder verlängern.

Mache 3–6 Wiederholungen – und achte auf die Pausen dazwischen.

Rückmeldung aus dem Körper

Komm langsam zurück in die Mitte.

Streck die Beine aus und spüre nach.

- Fühlt sich eine Seite länger an? Offener? Mehr im Kontakt mit dem Boden?

Wechsle nun zur anderen Seite

Führe die gesamte Sequenz auch mit den Knien nach links durch. Lass dir Zeit, bleib mit deiner Aufmerksamkeit bei dir.

Finaler Ausgleich und Nachspüren

Zum Schluss stelle noch mal beide Beine auf – bring die Knie wieder über den Bauch. Bewege jetzt dreimal sanft die *Nase zu den Knien und die Knie zur Nase*, wie zwei Pole, die sich einander nähern. Dann streck die Beine wieder aus und spür nach.

Wie geht's dir jetzt?

- Wie fühlt sich dein Bauchraum an? Liegt dein unterer Rücken jetzt tiefer?
- Wie ist dein emotionaler Zustand – eher ruhig oder noch unruhig?
- Fühlst du dich jetzt stabiler? Mehr bei dir?

Wenn du Lust hast, kannst du im Anschluss noch die folgende Übung zum Startreflex machen – sie aktiviert deine Rückenmuskeln und hilft deinem Becken dabei, sich besser auszubalancieren.

Den Startreflex lösen – für einen entspannten Rücken

Der *Startreflex* gehört zum modernen Alltag wie das Bling vom Handy oder der nächste To-do-Listen-Stress. Er wird nicht nur durch Gefahr, sondern auch durch Neugier, positiven Stress, Zeitdruck oder

Multitasking aktiviert – alles Dinge, die unseren Tag oft bestimmen.

Typisch ist dabei eine plötzliche Aktivierung der Rückenmuskulatur, verbunden mit einem Heben des Kopfes. Dieser Reflex wird ausgelöst durch:

- akustische Reize (z. B. Benachrichtigungstöne)
- visuelle Reize (plötzliche Bewegungen, Lichtwechsel)
- mentale Aktivierung (z. B. »Ich muss jetzt!«).

Ein Reflex mit Geschichte

Als Baby hat uns dieser Reflex (auch »Landau-Reaktion« genannt) geholfen, in der Bauchlage den Kopf zu heben – damit wir die Welt aus horizontalen Augen wahrnehmen und das Sehen auf Distanz trainieren können.

Dabei wurde unser Rücken gestärkt und auf das spätere Krabbeln und Laufen vorbereitet. Menschen mit einem ausgeprägten Hohlkreuz sind oft typische »Starter«.

Sie sind:

- neugierig
- engagiert
- sympathikoton eingestellt
- energiegeladen

... und gleichzeitig anfällig für chronische Rückenschmerzen, wenn der Startreflex nicht regelmäßig wieder in die Entspannung findet.

PVH 34: Den Startreflex lösen – für einen entspannten Rücken

Mit dieser Übung kannst du den Startreflex gezielt lösen und dein Nervensystem zurück in einen Zustand von Ruhe und Balance führen.

Wirkung:

- löst Spannungen im unteren Rücken und entlastet das Iliosakralgelenk (ISG)
- bringt den Körper aus dem »Dauer-Startprogramm« in einen regulierten Ruhezustand

- fördert ein Gefühl von innerer Ruhe, Zentrierung und Gelassenheit.

Drei goldene Regeln vorweg:

- Mache die Bewegung sehr langsam.
- Mache die Bewegung sehr klein.
- Mache nach jeder Bewegung eine Pause.

Beobachtung im Spiegel:

Stell dich seitlich vor den Spiegel.

- Ist dein Becken horizontal balanciert?
- Befinden sich Schambein und Steißbein auf einer Höhe?

Oder siehst du ein deutliches Hohlkreuz? Dann befindet sich dein Schambein tiefer als dein Steißbein und dein unterer Rücken zeigt eine deutliche Kurve.

Teil 1: Auf dem Rücken – Beckenschaukel

1. Leg dich auf den Rücken.
2. Schließ die Augen, spür deinen Körper.
3. Wie weit ist dein unterer Rücken vom Boden entfernt?

Jetzt mach zwei Bewegungen im Wechsel:

- *Bewege das Steißbein Richtung Boden.* Dein Rücken geht dabei ins *Hohlkreuz* und der Bauch wird weit. (Das ist die »Startposition«.) Kehre wieder in die Ausgangsposition zurück.
- *Dann drück deinen hinteren Beckenkamm (sozusagen die Gürtellinie) Richtung Boden.* Dein Rücken wird dabei rund und der Bauch zieht sich zusammen. (Das ist die »Stopp-Position« oder auch der »Schreck-Reflex«.)

Mach das 10–12-mal hin und her. Spüre das Zusammenspiel zwischen Bauch und Rückenmuskulatur.

Teil 2: In der Bauchlage

1. Dreh dich auf den Bauch.
2. Dreh deinen Kopf nach rechts, leg deine rechte Wange auf den rechten Handrücken.
3. Der linke Arm liegt langgestreckt neben dem Körper.

Dann:

- Mit der Einatmung:
  Hebe den Kopf sanft an, als wolltest du über deine rechte Schulter schauen.
  Spüre, wie der untere Rücken arbeitet und sich zusammenzieht.
- Mit der Ausatmung:
  Lege den Kopf wieder ab und entspanne alle Muskeln, die beteiligt waren, vollständig. Mache eine kurze Pause.
  Wiederhole das 3–6-mal.

Als Nächstes:

- Hebe mit der Einatmung *das linke Bein gestreckt nach oben.* Spüre, wie unterer Rücken, der Po und die Beinrückseiten mitmachen.
- Mit der Ausatmung leg das Bein langsam wieder ab, lass alles weich werden.
  Ebenfalls 3–6-mal.

Dann:

- Hebe Kopf und Bein gleichzeitig. Spüre, wie der gesamte Rücken, der Po und die Beinrückseiten die Bewegung unterstützen. Entspanne alles mit der Ausatmung.
  Wieder 3–6 Wiederholungen mit Pausen.

Ruh dich kurz aus – und dann: Seitenwechsel.

Zum Abschluss:

- Leg deine Stirn auf die zusammengefalteten Hände.
- Hebe mit der Einatmung den *Kopf und beide Beine gleichzeitig* ein paar Millimeter an – die vollständige Aktivierung des Startreflexes.
- Mit der Ausatmung lass alles los.

Integration und Nachspüren:

1. Dreh dich wieder auf den Rücken.
2. Spür den Kontakt deines unteren Rückens zum Boden – hat sich etwas verändert?

Wenn du möchtest, mach noch 3 Wiederholungen:
Zieh die Knie zur Brust, verschränke die Hände hinter dem Kopf

und *bringe die Ellenbogen zu den Knien* – eine Mini-Übung für den Stoppreflex und zur Aktivierung der Bauchmuskeln.

Reflexion:

Wie fühlst du dich jetzt?

- Ist dein Gang stabiler, weicher oder wackeliger geworden?
- Fühlst du dich ruhiger oder eher aktiviert?
- Hat sich die Haltung deines Beckens verändert, wenn du in den Spiegel schaust?

Wenn du diese Übung regelmäßig machst, wird dein Becken nach und nach wieder mehr in Balance kommen – und dein Körpergefühl wird sich spürbar verändern: mehr Stabilität, weniger Rückenschmerzen, mehr inneres Gleichgewicht.

3.6 Das visuelle System – was der Blick mit klaren Gedanken zu tun hat

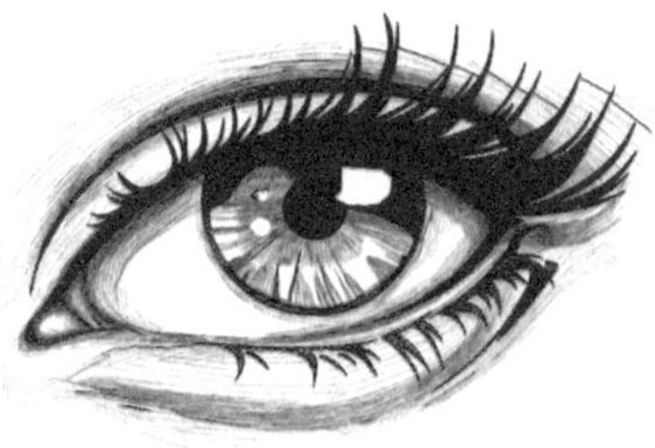

Abb. 7: Das visuelle System

Unsere Augen sind weit mehr als Kameras, die Bilder einfangen. Sie sind Tore zur Welt – und gleichzeitig sensible Antennen für unser inneres Gleichgewicht. Das visuelle System spielt eine zentrale Rolle für unsere Wahrnehmung, Orientierung und emotionale Regulation. Es hilft uns nicht nur dabei, unsere Umgebung zu erkennen, sondern auch, uns sicher in ihr zu bewegen und sozial zu interagieren.

Was viele unterschätzen: Die Augen sind eng mit unserem Nervensystem verknüpft – besonders mit dem Gleichgewichtssystem (Vestibularapparat) und unserer Körperwahrnehmung (Propriozeption). Nur wenn diese Systeme gut zusammenspielen, entsteht ein kohärentes Bild unserer Umwelt. Und genau das brauchen wir, um uns sicher und stabil zu fühlen.

Das visuelle System hat außerdem direkte Verbindungen zu unserem emotionalen Zentrum, dem limbischen System. Kein Wunder also, dass schöne oder belastende Bilder sofort Gefühle auslösen – und dass wir uns durch angenehme visuelle Reize wie Natur, Farben oder Formen spürbar entspannen können. Dieser Bereich fällt unter das Forschungsgebiet der *Neuroästhetik:* Die Fähigkeit, Schönheit wahrzunehmen, kann unser Nervensystem beruhigen und unser Wohlbefinden stärken.

Wenn das visuelle System überlastet oder dysreguliert ist – etwa durch Bildschirmstress, Reizüberflutung oder innere Anspannung –, zeigt sich das oft direkt in den Augen:

- *dysreguliertes visuelles System:* Der Blick wird stechend, die Augen klein, trocken oder starr. Oft vermeiden wir Blickkontakt oder »frieren« visuell ein.
- *reguliertes visuelles System:* Die Augen wirken offen, klar und glänzend. Der Blick ist weich, lebendig und beweglich. Blickkontakt ist möglich und fühlt sich angenehm an.

Die Augen geben also oft einen direkten Hinweis auf unseren inneren Zustand. Und umgekehrt können bewusste visuelle Impulse, etwa das bewusste Sehen schöner Dinge oder das Ausrichten des Blicks, regulierend auf unser gesamtes System wirken.

Ein ausgeglichenes visuelles System hilft uns im wahrsten Sinne des Wortes, klarer zu sehen. Es unterstützt mentale Gelassenheit, fördert ein Gefühl von Kontrolle und Sicherheit und ist damit ein wertvoller Schlüssel für unsere tägliche Regulation.

Mini-Check für deine Augen

Kannst du einen Punkt ein paar Sekunden klar fixieren oder wird der Blick unruhig?

Wie fühlt sich es an, wenn deine Augen nach rechts und links wandern? Ist die Bewegung flüssig oder stockend?

Nimmst du deine Peripherie wahr, ohne den Kopf zu bewegen? Oder bist du eher im Tunnelblick?

Sind deine Augen eher entspannt oder angespannt (z. B. Brennen, Ziehen)? Wie reagierst du auf Licht – empfindest du dies als angenehm oder störend?

Stellt sich dein Blick schnell oder langsam scharf, wenn du vom Nahen ins Ferne schaust?

Wirkt deine Umgebung gerade klar oder verschwommen?

Polyvagale Hausmittel für die Augen – Flexibilität zurückgewinnen

Unter Stress passiert mit den Augen fast immer das Gleiche: Der Blick wird starr. Dabei verlieren wir gleich zwei wichtige Fähigkeiten. Zum einen die Flexibilität zwischen Nah- und Fernsicht, zum anderen die Beweglichkeit zu den Seiten oder nach oben und unten. Beides braucht unser Nervensystem aber dringend, um Gefahren einzuschätzen und sich sicher im Raum zu orientieren.

Darum gibt es drei kleine Augenübungen, die sich ideal ergänzen:

- Mit der *Nah-Fern-Akkommodation* trainierst du den Wechsel zwischen Nähe und Weite.
- Mit den *Augensprüngen* machst du den Blick wieder beweglich.
- Mit der *Peripher-Wahrnehmung* öffnest du dein Sichtfeld nach außen und erlebst mehr Weite und Ruhe.

Alle drei Hausmittel geben deinem System die gleiche Botschaft: »Mein Blick ist flexibel. Ich orientiere mich. Ich bin sicher.«

PVH 35: Nah-Fern-Akkommodation – den Blick beweglich machen

Mit dieser kleinen Übung gibst du deinen Augen den Impuls, wieder beweglicher zu werden. Dein Nervensystem bekommt die Botschaft: „Ich kann wechseln. Ich habe Spielraum."

Wirkung:

- Deine Augen trainieren den natürlichen Wechsel zwischen Fokussierung und Weite.
- Dein Nervensystem erlebt, dass es zwischen Anspannung (nah) und Entspannung (fern) pendeln kann.
- Der Blick wird offener, du wirst wacher und gleichzeitig ruhiger.

Wann anwenden?

- Bei Bildschirmmüdigkeit oder langem Lesen
- wenn dein Kopf voll ist und du innerlich festhängst
- als kleines Reset zwischendurch, um Klarheit und Weite zurückzuholen.

So geht's:

1. Nimm einen Gegenstand oder deinen Daumen und halte ihn in etwa 30–40 cm Entfernung vor dein Gesicht.
2. Fixiere ihn für rund 10 Sekunden mit deinem Blick.
3. Such dir nun einen Punkt in der Ferne, am besten draußen einen Punkt in der Ferne oder drinnen einen am andere Ende des Raumes. Halte auch diesen für ca. 10 Sekunden im Blick.
4. Wechsle immer wieder zwischen Nah- und Fernsicht. Mach das 10–15 Mal oder so lange, bis eins der Regulationszeichen in Form von Schlucken, Seufzen oder Gähnen kommt.

PVH 36: Augensprünge – schnelle Orientierung für dein Nervensystem

Mit den Augensprüngen trainierst du deine Blicksprünge (Sakkaden) und gibst deinem Nervensystem das Signal: »Ich orientiere mich. Ich bin wach. Ich bin da.«

Wirkung:

- Dein Blickfeld wird weiter und reaktionsfähiger.
- Dein Gehirn bekommt frische Impulse für Orientierung und Präsenz.
- Das Nervensystem schaltet raus aus der Starre und rein in Wachheit.

Wann kannst du diese Übung anwenden?

- Bei Müdigkeit oder Konzentrationsabfall
- wenn du merkst, dass du »feststarrst«
- vor Meetings, Gesprächen oder Autofahrten, um klarer und wacher zu sein.

So geht's:

1. Wähle zwei Punkte im Raum, die ungefähr 40–50 cm auseinanderliegen. Lass deine Augen zwischen diesen

beiden Punkten hin- und herspringen, ohne den Kopf zu bewegen.

2. Alternativ: Strecke beide Arme aus, Daumen nach oben, etwa schulterbreit. Springe mit deinem Blick von einem Daumen zum anderen. Bleib jeweils so lange, bis du den Daumen klar siehst, dann wechsle.
3. Je schneller deine Augen diesen Wechsel schaffen, desto besser – aber wichtiger als Tempo ist der Rhythmus. Anfangs brauchen die Augen oft etwas Zeit, bis sie Geschwindigkeit aufnehmen.
4. Du kannst die Übung auch nach oben und unten variieren: Halte einen Daumen oberhalb und einen unterhalb deines Gesichts und lass den Blick dazwischen springen.
5. Wiederhole die Sprünge 10–15-mal und spüre danach kurz nach. Fühlt sich dein Kopf wacher an, dein Blick klarer? Wie reagiert deine Atmung? Vielleicht entsteht ein Seufzer oder du musst gähnen?

PVH 37: Den Blick weiten – die periphere Wahrnehmung aktivieren

Diese Übung lädt dich ein, deine periphere Wahrnehmung gezielt zu trainieren. Du lernst dabei, mit weichem Blick nach vorn ausgerichtet zu bleiben und trotzdem mehr vom Raum wahrzunehmen. Fußballspieler wissen das: Der beste Spieler ist nicht der schnellste oder der mit der besten Technik, sondern der, der am besten räumlich sehen kann.

Wenn du im Inbegriff bist, dich gerade aufzuregen, weil die Wohnung unordentlich ist, kann diese Übung helfen, gelassener zu bleiben.

So geht's:

1. **Ausrichten und ankommen**
   Setz dich oder stell dich bequem hin, richte deinen Blick weich nach vorn – nicht starr, sondern offen. Lass die Schultern sinken, nimm ein paar tiefe Atemzüge.
2. **Die Grenze deiner Wahrnehmung finden**
   Nimm einen kleinen Gegenstand (z. B. einen Tennisball, Stift

o. Ä.) in deine rechte Hand. Streck den Arm nach vorn aus und beginne, ihn langsam zur Seite zu führen – auf Schulterhöhe, so weit, bis der Ball fast aus deinem Sichtfeld verschwindet.

Das ist der Rand deiner peripheren Wahrnehmung.

3. **Die Bewegung in der Peripherie spüren**
   An diesem Punkt beginnst du, den Ball leicht zu bewegen – z. B. auf und ab zu wippen oder zu kreisen. Dein Blick bleibt dabei weiterhin weich nach vorn gerichtet. Du nimmst die Bewegung nur über die äußeren Netzhautrezeptoren wahr – ganz ohne den Blick zu verschieben.

   Atme ruhig weiter. Spür, wie sich dein System an diese besondere Form der Wahrnehmung gewöhnt. Bleibe ca. 30–60 Sekunden so, dann wechsle die Seite.
4. **Nachspüren**
   Lass den Gegenstand los und spüre nach: Wie fühlt sich dein Blick jetzt an? Gibt es mehr Weite, Klarheit, innere Ruhe?

Alltagstipp: Periphere Wahrnehmung unterwegs trainieren

Du kannst deine Raumwahrnehmung im Alltag trainieren, ob in der U-Bahn, beim Spazierengehen oder in einer Wartesituation. Dein Blick kann sich weiten, ohne dass du den Fokus verlierst.

Beim Gehen kannst du den Blick geradeaus richten und gleichzeitig wahrnehmen, was sich rechts und links von dir befindet. Vielleicht die Häuserfassaden, Bäume, Menschen, Farben, Bewegungen?

Auch nach oben oder unten kannst du dich öffnen, ohne den Blick bewusst zu verschieben. Nimm den Himmel über dir wahr, die Lichtreflexe auf dem Boden, eine Bewegung am Rand, ohne direkt hinzuschauen.

In der U-Bahn oder im Wartezimmer kannst du ganz bewusst weich sehen, statt zu fixieren, – und dich fragen: Was nehme ich wahr, wenn ich den Blick sanft lasse und den Raum mit einbeziehe?

Diese kleinen Übungen kosten keine Zeit, aber sie schenken dir Präsenz, Weite und einen kleinen Reset für dein Nervensystem.

Nachdem du mit der peripheren Wahrnehmung schon gelernt hast, den Blick weich in die Weite zu öffnen, vertiefen wir das Ganze jetzt noch auf eine andere Art: Mit der nächsten Übung lernst du, über einen bewussten *Blickanker* innere Ruhe, Sicherheit und Orientierung zu finden, um dich innerlich zu sammeln.

PVH 38: Dein sicherer Blickanker – visuelle Erdung und innere Orientierung

Diese Übung lädt dich ein, über deinen Blick wieder in Kontakt mit dir selbst zu kommen – ruhig, klar und präsent. Gerade in Momenten, in denen du dich innerlich überflutet, unsicher oder angespannt fühlst, kann ein bewusster Blickanker dir helfen, dich neu auszurichten. Dein Blick wird zum Ankerpunkt – und dein Körper darf spüren: »Ich bin hier. Ich bin sicher.«

Wirkung:

- Der Blickanker beruhigt dein Nervensystem und schenkt dir sofortige innere Orientierung.
- Er stärkt das Gefühl von Sicherheit und Präsenz im Hier und Jetzt.
- Deine Wahrnehmung öffnet sich für die schönen Dinge um dich herum.

So gehst du vor:

1. **Komm zur Ruhe**
   Such dir einen Moment, in dem du ungestört bist. Setz dich bequem hin oder steh aufrecht, sodass deine Füße gut Kontakt zum Boden haben. Spüre für einen Augenblick, wie dein Körper vom Boden getragen wird. Vielleicht magst du deine Schultern sanft kreisen lassen oder einmal tief durchatmen – als Einladung an dein System, sich zu sammeln.
2. **Wähle deinen Blickanker**
   Lass deinen Blick im Raum schweifen, ohne etwas zu bewerten oder verändern zu wollen. Gibt es einen Gegenstand oder Punkt, der dich auf angenehme Weise anzieht? Etwas, das Ruhe ausstrahlt oder dich intuitiv anspricht – durch seine Farbe, Form, Textur oder Bedeutung? Das kann eine Pflanze sein, ein Holzobjekt, ein Kunstwerk oder ein natürlicher Punkt draußen. Wichtig ist nur: Dein System sagt »ja« dazu.

3. **Lass dich sehen – nicht starren**

Richte deinen Blick sanft auf diesen Punkt, ohne zu fixieren. Stell dir vor, du schaust ihn nicht *an*, sondern du lässt ihn *auf dich wirken.*

4. **Bring deinen Körper mit ins Spiel**

Während du weiter auf deinem Blickanker ruhst, nimm wahr, wie deine Neurozeption darauf antwortet. Vielleicht wird dein Blick weicher oder deine Atmung verändert sich. Vielleicht können deine Schultern etwas tiefer sinken oder dein Kiefer entspannt sich. Lass dir Zeit und lass es geschehen – du musst nichts erzwingen.

Wenn du magst, kannst du dir innerlich sagen:
»So fühlt sich Sicherheit an. Ich sehe. Ich bin sicher.«

5. **Ausklang**

Löse langsam den Blick vom Ankerpunkt, aber nimm das Gefühl der Orientierung und inneren Sammlung mit. Vielleicht möchtest du dich recken, gähnen oder mit den Fingern über eine Oberfläche streichen – alles, was dich gut im Hier und Jetzt ankommen lässt.

Diese kleine Praxis kannst du überall einsetzen: im Alltag, in Wartezeiten, in Gesprächen oder auch therapeutisch – als Brücke zwischen innerer Sicherheit und äußerer Orientierung.

Der Blick wird zum visuellen Anker – und dein Körper zeigt dir den Weg zurück zu dir selbst.

Du kannst entscheiden, worauf du deinen Blick richten möchtest: auf das Unschöne, das oft wie von selbst unsere Aufmerksamkeit fesselt – oder auf die kleinen schönen Dinge im scheinbar grauen Alltag:

Vielleicht die Blume, die sich durch den Asphalt kämpft. Oder den blauen Himmel über den roten Dächern, während du am trostlosen Bahnhof auf den Zug wartest. Das Schöne ist oft nur einen Augen-Blick entfernt.

Hast du gespürt, wie beruhigend es ist, deinem Sehen einen sicheren Anker zu geben? Dann lass und ein Stück weitergehen. Denn nicht nur das *Wohin* entscheidet über dein inneres Erleben, sondern das

Wie. Mit der Blickverlangsamung kannst du dein Nervensystem gezielt vom Alarm- in den Ruhemodus begleiten.

PVH 39: Blickverlangsamung – über die Augen zur inneren Ruhe finden

Unsere Augen sind oft ein Spiegel unseres inneren Zustands. Wenn der Blick unruhig wird, von einem Punkt zum nächsten springt, ohne wirklich zu *sehen*, ist das oft ein Zeichen dafür, dass unser Nervensystem auf Alarm geschaltet hat. Die Augen »scannen« die Umgebung – auf der Suche nach Sicherheit oder Fluchtwegen. Doch was passiert, wenn wir diesen Impuls nicht unterdrücken, sondern ihm erst einmal Raum geben – und ihn dann bewusst in eine neue Richtung lenken?

Wirkung:

- beruhigt dein visuelles System und signalisiert deinem Nervensystem Sicherheit
- Atmung, Herzschlag und innere Anspannung finden zurück in einen ruhigeren Rhythmus
- schenkt ein Gefühl von verbundenem »Hiersein«.

So kannst du vorgehen:

1. **Werde dir deiner Augenbewegungen bewusst**
   Nimm dir einen Moment, um deinen Blick einfach geschehen zu lassen – ganz ohne Eingreifen. Wandert er schnell von einem Punkt zum anderen? Bleibt er nur für Millisekunden irgendwo hängen? Vielleicht merkst du dabei, dass dein Atem flacher wird oder dein Herz etwas schneller schlägt. Lass das alles einfach da sein. Es ist okay – du beobachtest nur.
2. **Verstärke die Bewegung – ganz bewusst**
   Erlaube deinem Blick jetzt, noch ein wenig schneller zu wandern. Schau von einem Punkt zum nächsten, so wie es dein System gerade von selbst tun möchte – aber nun mit bewusster Wahrnehmung. Spür dabei: Was macht das mit deinem Herzschlag? Mit deiner Atmung? Mit deiner inneren Anspannung? Ohne zu bewerten, nur fühlen.
3. **Und jetzt ... langsamer werden**
   Beginne nun ganz allmählich, das Tempo deiner

Augenbewegung zu verlangsamen. Nicht abrupt – sondern wie in Zeitlupe. Lass deinen Blick etwas länger auf einem Punkt verweilen. Vielleicht spürst du, wie dein Nervensystem beginnt, einen Gang runterzuschalten. Bleib mit deiner Aufmerksamkeit ganz nah bei dir: Atmung, Körper, Gefühl.

4. **Finde *dein* Tempo**

Experimentiere, bis du ein Tempo findest, das sich *richtig* anfühlt. Nicht zu langsam, nicht zu schnell – sondern genau so, dass du dich sicher und innerlich klar fühlst. Vielleicht ist das ein Blick, der 2–3 Sekunden auf einem Punkt ruht, bevor er weiterzieht. Oder länger. Verweile eine Weile in diesem für dich stimmigen Rhythmus. Lass deinen Körper mitkommen.

5. **Nachspüren**

   Am Ende der Übung schließe vielleicht die Augen oder senke den Blick sanft. Nimm wahr, wie sich dein Inneres anfühlt. Gibt es einen Unterschied zu vorher? Fühlt es sich etwas ruhiger, verbundener, klarer an?

Diese kleine Übung ist wie ein Reset für dein visuelles System – und kann gleichzeitig das Herz, die Atmung und dein emotionales Erleben regulieren. Denn manchmal beginnt Regulation nicht mit »Tun«, sondern mit *Sehen* – im wahrsten Sinne des Wortes.

3.7 Alles in Balance – wie das Gleichgewichtssystem die Emotionen beeinflusst

Das vestibuläre System spielt eine entscheidende Rolle bei der Aufrechterhaltung des physischen und psychischen Gleichgewichts. Es ist essenziell für unsere Raumwahrnehmung, die Bewegungskoordination und unser emotionales Wohlbefinden. Es verarbeitet unterschiedliche Sinnesreize aus den anderen Sinnesorganen und macht sie zu einem vollständigen Ganzen. Es schafft eine Balance zwischen rechts und links und verhindert, dass der Körper fällt. Es hat die Aufgabe, Informationen aus dem propriozeptiven und dem visuellen System zu verarbeiten und miteinander in Balance zu bringen.

Vergleichbar mit einem Handydisplay, das sich bei Bewegung ausrichtet, zeigt uns das vestibuläre System an, wo oben ist, selbst wenn wir auf dem Kopf stehen. Das oberste Ziel des Gehirns ist die Aufrechterhaltung eines körperlichen und daraus resultierenden emotionalen Gleichgewichts. Ein gut funktionierendes vestibuläres System ermöglicht es uns, unsere Position im Raum genau zu erkennen, was ein Gefühl der Sicherheit und Kontrolle hervorruft. Es sorgt dafür, dass wir uns im Schwerkraftfeld aufrichten, bewegen und orientieren können. Das vestibuläre System spielt auch eine wichtige Rolle bei der Regulation von Anpassungsprozessen, wie dem leichten Schwindelgefühl beim Aufstehen.

Eines der drei zentralen Orientierungssysteme, das neben dem propriozeptiven und dem visuellen trainiert wird, ist das vestibuläre System. Es ist der Teil der Sinnesorgane, dessen Arbeit Regulationsstarre lösen und die Herzratenvariabilität (HRV) erhöhen kann. Es bestimmt unser seelisches Gleichgewicht. Wenn der Körper sich in einer inneren Balance befindet, entsteht in uns eine sogenannte »Wohlfühlarchitektur«. Wir fühlen uns sicher und geborgen in einem elastischen Körper.

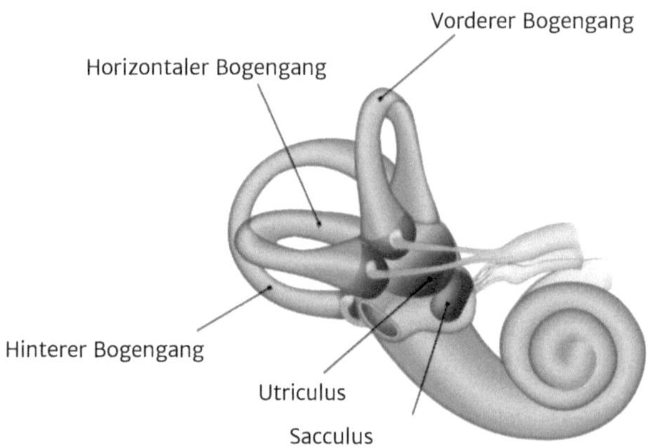

Abb. 8: Das vestibuläre System

Das Gleichgewichtsorgan, das vestibuläre System, ist zusammen mit dem Hörorgan Bestandteil des Innenohrs und befindet sich im Felsenbein. Es setzt sich aus zwei Anteilen zusammen:

Die Makulaorgane registrieren lineare Beschleunigungen, also Bewegungen nach vorne, hinten, oben oder unten. Sie reagieren auch auf die Schwerkraft und geben dem Gehirn so Informationen über die Lage des Kopfes.

Die Bogengänge erfassen Drehbewegungen des Kopfes und reagieren auf Drehbeschleunigungen.

Störungen im vestibulären System können Angst, Stress und emotionale Instabilität auslösen. Probleme wie Schwindel (Vertigo), Gleichgewichtsstörungen und vestibuläre Migräne können zu Angstzuständen, Depressionen und Panikattacken führen. Dies zeigt, wie eng das physische Gleichgewicht mit dem seelischen Wohlbefinden verbunden ist.

Das Gleichgewicht (wieder)finden – wenn das innere und äußere System kippt

Viele Menschen erleben in belastenden Phasen eine Art innere Starre: Der Körper wird unbeweglich, der Blick starr, die Atmung flach. Sie werden von den eigenen Emotionen überflutet. Das Nervensystem befindet sich in einem Zustand erhöhter Wachsamkeit – bereit zur Reaktion, aber unfähig zur Bewegung. Diese körperliche *Regulationsstarre* geht häufig mit einem *überladenen sensorischen Speicher* einher: zu viele Reize, zu wenig Handlungsspielraum. Das vestibuläre System kann dann Schwierigkeiten haben, diese Reize sinnvoll zu verarbeiten und mit den anderen Sinnessystemen in Einklang zu bringen. Das Resultat: Das Gleichgewicht – im wörtlichen und übertragenen Sinn – geht verloren.

Das vestibuläre System beeinflusst auch die emotionale Regulation. Es gibt enge Verbindungen zu Hirnarealen, die für Emotionen und Stressverarbeitung zuständig sind (z. B. Amygdala, limbisches System). Ein instabiles Gleichgewichtssystem kann zu Unsicherheitsgefühlen, Angst oder Überforderung führen – und umgekehrt können starke Emotionen das Gleichgewicht negativ beeinflussen. Diese autonomen und motorischen Reaktionen modulieren die Erregung und sorgen für unsere körperliche Sicherheit, bevor sie das Bewusstsein erreichen (Kearney a. Lanius 2022).

Typisches Alltagsbeispiel: Du hattest gerade ein schwieriges Kundengespräch, das du auf dem Weg von der Arbeit bis nach Hause nicht ganz loslassen konntest. Ganz in Gedanken versunken hast du ganz vergessen, am nächsten Supermarkt anzuhalten, um den Einkauf fürs Abendessen zu tätigen. Du kommst heim und wirst von deinem Kind mit der Frage empfangen: »Was gibt's denn heute zu essen?« Dein Mann begrüßt dich nicht richtig, sondern stellt dir direkt die Frage, ob du daran gedacht hast, Wasser zu besorgen. Deine Augen schauen genervt in den Raum und sehen, dass die Küche unordentlich ist und nicht abgespült wurde. Du siehst die Unordnung im Kinderzimmer, und dann ist das Fass voll. In dir beginnt es zu kochen. Du kannst dich nicht mehr beherrschen und du schreist deine Familie in lautem Ton harsch an, um dir innerlich Raum zu verschaffen.

Das Gleichgewichtsorgan reagiert mit einer *Starre*, wenn:

- ... der Reiz zu groß und überwältigend ist (bei Hiobsbotschaften oder unangenehmen Überraschungen)
- ... der Reiz zu lange dauert (monotone Tätigkeiten ohne Pause oder akute und chronische Schmerzzustände)
- ... eine Belastung immer wiederkehrt und kein Ende in Sicht ist (ein E-Mail-Postfach, das niemals leer ist, Aufgabenberge, die sich immer wieder erneuern).

Die gute Nachricht: Wir können das Gleichgewichtssystem trainieren, dass es nicht gleich in die Überforderung kippt, sobald verschiedene Belastungen auf das System einwirken. Welche das sind, erfährst du im nächsten Abschnitt.

Mini-Check für dein Gleichgewichtssystem

Fühlst du dich im Alltag eher standfest oder innerlich wackelig?
Kannst du 10 Sekunden auf deinem Bein stehen?
Kommst du bei plötzlichen Bewegungen leicht aus dem Gleichgewicht?
Wie stark reagierst du auf optische Reize – z. B. in vollen U-Bahnen oder bei flimmernden Bildschirmen?
Wird es dir oft schwindelig?

Die folgenden Übungen laden dein vestibuläres System dazu ein, flexibler und feinfühliger zu reagieren. Damit stärkst du nicht nur deine Standfestigkeit, sondern auch deine innere Balance. Als Erstes trainieren wir den vestibulookulären Reflex (VOR). Dieser Reflex sorgt dafür, dass deine Augen bei Kopfbewegungen stabil bleiben und du ein klares Bild wahrnimmst. Ohne ihn würde schon ein kleiner Kopfdreh alles verschwimmen lassen. Mit den folgenden Übungen stärken wir diese Verbindung von Gleichgewicht und Blickstabilität.

Zu guter Letzt bringen wir dein Gleichgewichtsorgan mit der liegenden Acht so richtig in Schwung und verbinden deinen Kopf mit der Wirbelsäule.

Kennst du die Redewendungen »Mir schwirrt der Kopf« oder »Ich weiß nicht mehr, wo oben und unten ist«? Wir sagen das oft, wenn wir uns überlastet fühlen und zu viele Reize gleichzeitig auf unser Sinnessystem einprasseln.

Um in anspruchsvollen Situationen buchstäblich einen freien Kopf zu bewahren, ist es wichtig, dass deine kleinen Nackenmuskeln deinem Gehirn die richtigen Signale senden. Nämlich: Du weißt, wo oben ist. Dein Kopf ist frei beweglich und kann zusammen mit den Augen ein stabiles Bild liefern. Nur so können die hereinströmenden Reize bestmöglich verarbeitet werden.

Da diese feinen Nackenmuskeln in unserem modernen Alltag jedoch häufig in einer chronischen Überforderung hängen, senden sie oft das Gegenteil: Wir sind zu schwach, wir können nichts mehr aufnehmen. Das verstärkt das Gefühl von Überlastung.

Mit der nächsten Übung trainierst du genau diese Nackenmuskeln – und gibst deinem Gehirn wieder das klare Signal: Alles ist in Ordnung, du bist stabil und aufnahmefähig.

PVH 40: Sterndiagramm-Übung: den Kopf balancieren und die Nackenmuskeln aktivieren

Diese Übung aktiviert gezielt die tiefen Nackenmuskeln, fördert eine sichere Kopfführung und unterstützt das Gleichgewichtssystem. Sie vermittelt oft ein sofortiges Gefühl von innerer Stabilität und »Richtigkeit« im Körper. Besonders hilfreich ist sie bei Schwindel, HWS-Blockaden, Angstzuständen, mentaler Überforderung oder fehlender Zentrierung im Alltag. Die Bezeichnung »Sterndiagramm-Übung« kommt daher, dass die Bewegungen des Kopfes, wenn man sie auf den Boden projizieren würde, dabei eine sternförmige Anordnung ergeben.

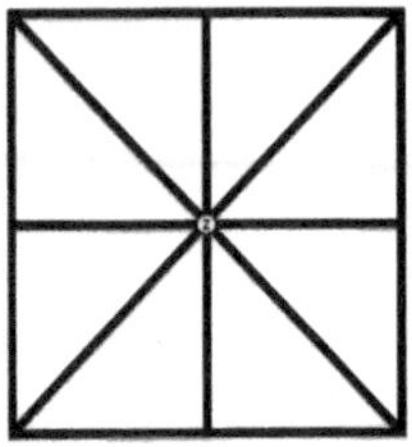

Abb. 9: Sterndiagramm-Übung

Wann ist diese Übung hilfreich?

- Bei Schwindel, Unsicherheitsgefühlen oder diffuser Angst
- bei dem Gefühl, »neben sich zu stehen«
- nach intensiver Bildschirmarbeit zur Reorganisation des visuellen Systems
- als Reset bei einem »flatternden Kopf« oder gedanklicher Überflutung
- zur Verbesserung der Kopfhaltung und Aufrichtung
- zur Beruhigung des Nervensystems durch sichere Zentrierung.

Wirkung:

- Die tiefen Nackenmuskeln werden gezielt aktiviert und senden klare Orientierungssignale an dein Gehirn.
- Deine Kopfhaltung und dein Gleichgewichtssystem finden zurück in eine sichere Mitte.
- Schwindel, diffuse Angst und das Gefühl, »neben sich zu stehen«, lassen nach.

Selbstcheck:

- Fühlt sich dein Kopf eher leicht und frei oder schwer und blockiert an?
- Hast du das Gefühl, genau zu wissen, wo »oben« ist – oder wirkt deine Orientierung verschwommen?
- Wie stabil und aufgerichtet fühlst du dich gerade?

So funktioniert die Übung:

Setze oder stell dich bequem vor ein Sterndiagramm, sodass es auf Augenhöhe ist. Die Nase ist dabei genau auf der Höhe des mittigen Buchstabens. Der Kopf zeichnet von einem Zentrum aus Linien nach außen – wie die Strahlen eines Sterns. Beginne am besten im Sitzen – später kann die Übung auch im Stehen wiederholt werden. Das Diagramm hilft am Anfang für eine bessere Orientierung des Kopfes im Raum und kann später weggelassen werden.

Das Sterndiagramm sowie eine Anleitung kannst du dir unter https://www.dr-grassmann.de/Ressourcen downloaden.

Phase 1: Sanfte Bewegungen zur Orientierung

Bewege deine Nase ganz bewusst entlang der Linien des Sterndiagramms:

- nach oben – 3–6 Wiederholungen
- nach unten – 3–6 Wiederholungen
- nach rechts – 3–6 Wiederholungen
- nach links – 3–6 Wiederholungen.

Wichtig: Die Nase soll möglichst genau der Linie folgen – wie ein Stift, der über das Diagramm fährt. Achte dabei auf deine Atmung. Gestalte die Bewegung so, dass sich deine Atmung dabei entspannen kann.

Phase 2: Isometrische Aktivierung der Nackenmuskeln

Jetzt arbeitest du mit Widerstand, um deine tiefen Haltemuskeln im Nacken zu aktivieren. Die Bewegung findet *nur innerlich* statt – der Kopf bleibt nach außen hin stabil. Lasse deinen Atem fließen und deine Bauchmuskeln entspannt.

Bewegung nach unten:

- Fixiere deine Stirn mit einer Hand.
- Versuche, deine Nase leicht nach unten zu bewegen – aber halte mit der Hand dagegen.
- Die Spannung 5–7 Sekunden halten, dann lösen.
  (Lasse dabei alle Muskeln in Bauch, Kiefer und Armen wieder bewusst los, die bei der Bewegung mitgeholfen haben, bevor du in die Wiederholung gehst.)
- 3–5 Wiederholungen

Bewegung nach oben:

- Fixiere den Hinterkopf mit der Hand.
- Versuche, deine Nase nach oben zu bewegen – mit leichtem Gegendruck.
- Die Spannung 5–7 Sekunden halten, dann lösen.
  (Lasse dabei alle Muskeln in Bauch, Kiefer und Armen wieder bewusst los, die bei der Bewegung mitgeholfen haben, bevor du in die Wiederholung gehst.)
- 3–5 Wiederholungen.

Nach rechts und links:

- Fixiere jeweils die Schläfe mit der Hand.
- Versuche, die Nase auf der Linie nach rechts bzw. links zu schieben – ohne dass sich der Kopf wirklich bewegt.
- Die Spannung 5–7 Sekunden halten, dann lösen.
  (Lasse dabei alle Muskeln in Bauch, Kiefer und Armen wieder bewusst los, die bei der Bewegung mitgeholfen haben, bevor du in die Wiederholung gehst.)
- Jeweils 3–5 Wiederholungen pro Seite.

Phase 3: Integration und Übertragung

Verbinde jeweils die Bewegungsrichtungen:

- Oben–unten und rechts–links
- Spüre dabei, wie der Kopf sich nun freier, zentrierter und »besser geführt« anfühlt.

Aufstehen und nachspüren:

- Stehe langsam auf und gehe ein paar Schritte.
- Achte darauf, wie dein Kopf sich jetzt auf deinem Körper anfühlt.
- Viele Menschen berichten von einem Gefühl der Aufrichtung, inneren Ruhe und neuen Klarheit.

Tipp: Diese Übung eignet sich auch hervorragend als Start in den Tag, nach dem Aufwachen oder zur mentalen Klarheit zwischendurch – besonders bei Schreibtischarbeit oder emotionaler Verwirrung.

PVH 41: Die liegende Acht – Schwung für deine Brustwirbelsäule und dein Gleichgewichtssystem

Diese Übung bringt Bewegung in die Körpermitte und weckt dein Gleichgewichtssystem auf – besonders dann, wenn dein Körper sich festgefahren hat oder deine Gedanken sich wie eingefroren anfühlen. Die fließende Bewegung aktiviert nicht nur Muskeln und Faszien im Rumpf, sondern stimuliert auch das vestibuläre System – ganz sanft, aber wirkungsvoll.

So geht's:

1. **Ausgangsposition:**
   Stell dich aufrecht und stabil hin, die Füße etwa hüftbreit auseinander.
   Verschränke deine Hände vor der Brust, strecke die Arme gerade nach vorn – so, dass deine Hände auf Brusthöhe bleiben.
2. **Eine Acht in den Raum zeichnen:**
   Stell dir nun vor, du malst mit deinen gefalteten Händen eine große, liegende Acht an eine imaginäre Wand vor dir.
   Führe die Bewegung langsam und gleichmäßig aus – nach rechts oben, über die Mitte, nach links unten ... und zurück.
3. **Bewegung fließt in die Brustwirbelsäule:**
   Lass die Bewegung ganz bewusst in deinen Oberkörper übergehen: Die Brustwirbelsäule darf sich mitbewegen, drehen, strecken und biegen. Spür, wie nach und nach mehr Schwung in deine Mitte kommt – ganz weich, ohne Druck.
4. **Den Kopf mitnehmen:**
   Zum Schluss darf auch dein Kopf den Linien der Acht folgen. Leg ihn sanft in die Kurven – als ob er sich in die Bewegung hineinschmiegen würde.
5. **Seitenwechsel:**
   Nach ein paar Runden wechselst du die Richtung. Achte darauf, ob sich eine Seite leichter anfühlt als die andere – es darf asymmetrisch sein.
6. **Nachspüren:**
   Wenn du fertig bist, senke die Arme und spüre einen Moment nach.
   Wie fühlt sich deine Mitte an? Ist mehr Leichtigkeit da? Mehr Raum im Kopf, mehr Bewegung in dir?

Mit der folgenden Übung trainierst du den vestibulookulären Reflex und gibst deinem Nervensystem noch mehr Sicherheit. Der VOR ist einer der schnellsten Reflexe im menschlichen Körper – er reagiert innerhalb von 7–15 Millisekunden. Zum Vergleich: Ein Lidschlag dauert etwa 100–150 Millisekunden.

Seine Aufgabe ist es, bei jeder Kopfbewegung sofort die Augen in die Gegenrichtung zu bewegen, damit das Bild auf der Netzhaut stabil bleibt. Ohne diesen Reflex würde uns beim Gehen, Rennen oder selbst beim Kopfnicken sofort alles verschwimmen.

Der Reflex arbeitet völlig unbewusst und automatisch – wir merken erst, wie wichtig er ist, wenn er gestört ist: Dann kann es zu Schwindel, unsicherem Gang, Leseschwierigkeiten oder dem Gefühl kommen, dass die Welt »wackelt«.

Der VOR hängt eng mit unserem emotionalen Gleichgewicht zusammen. Wenn der Blick stabil bleibt, meldet das Nervensystem Sicherheit. Gerät er aus der Balance, fühlen wir uns schnell unsicher, überreizt oder sogar ängstlich.

Schon Babys trainieren den Reflex beim Spielen und Herumtollen – er ist ein zentraler Baustein dafür, dass wir uns später sicher in Raum und Bewegung orientieren können.

PVH 42: Den Blick stabil halten – den Kopf bewegen (VOR)

Diese einfache Übung aktiviert gezielt den vestibulookulären Reflex und hilft dabei, die Balance zwischen Sehen und Bewegung wiederherzustellen. Sie hilft, belastende Gefühle wie Kummer und Sorge zu regulieren.

Diese Übung kann dir auch helfen, wenn du dich emotional instabil fühlst. Spüre das Gefühl, die Traurigkeit. Dann mach diese Übung und beobachte, wie es sich danach anfühlt.

Wirkung:

- Dein Blickfeld bleibt stabil und dein Kopf fühlt sich klarer an.
- Schwindel, innere Unruhe und Grübelschleifen lassen nach.
- Du findest zurück zu Balance, Sicherheit und innerer Ruhe.

So geht's:

Vorbereitung:

Setz oder stell dich aufrecht hin. Wähle einen Punkt auf Augenhöhe – z. B. einen Aufkleber an der Wand, einen Buchstaben auf

einem Blatt oder einfach einen Punkt auf der Tapete.
Fixiere diesen Punkt mit deinem Blick.

1. **Bewegung beginnen:**
   Bewege jetzt langsam den Kopf *von links nach rechts*, während deine Augen weiterhin auf dem Punkt ruhen. Die Bewegung kommt aus dem Hals – der Blick bleibt stabil.

   Tipp: Fang klein an – vielleicht nur 5–10 cm Bewegung nach links und rechts. Lieber langsam und bewusst als zu schnell.
2. **Wahrnehmen:**
   Spür, was passiert. Fällt es dir leicht, den Blick ruhig zu halten?
   Wird dir schwindelig, müde oder sogar ruhiger im Kopf?
3. **Variation:**
   Wenn du möchtest, kannst du auch die Richtung ändern: Bewege deinen Kopf *nach oben und unten*, während der Blick weiter auf dem Punkt ruht.
4. **Dauer und Wiederholung:**
   Führe die Bewegung 20–30 Sekunden lang durch, dann mach eine kleine Pause.
   Wiederhole das Ganze 2–3-mal – oder öfter, wenn es dir guttut.

Nachher-Vergleich:
Nach der Übung kannst du beim Gehen noch mal bewusst darauf achten, ob dein Blickfeld stabiler wirkt, deine Schritte klarer sind und dein Kopf »leichter geführt« wird.

3.8 Auf Verbundenheit programmiert – die Mimik als Schlüssel zur sicheren Bindung

»Wir haben uns nicht dazu entwickelt, uns selbst zu regulieren. Wir haben uns dazu entwickelt, uns gemeinsam zu regulieren.«
Herbert Grassmann

Alleine können wir in der Wildnis nicht überleben oder es würde zumindest sehr schwierig werden. Wir sind genetisch darauf ausgelegt, nach Verbindungen zu suchen und uns darin sicher zu fühlen. Stephen Porges bezeichnet diese Veranlagung als »wired to connect«. Die Kraft der Co-Regulation spielt dabei eine wesentliche Rolle im Überlebensspiel.

Babys können sich noch nicht selbst regulieren und sind auf die Co-Regulation der Mutter angewiesen. Ein sanfter, offener Blick, ein Lächeln, eine warme, melodische Stimme – das sind Signale, die dem Baby Sicherheit vermitteln. Es wird gesehen, gehört und gefühlt. Dadurch wird der ventrale Vagusast, der jüngste Zweig des autonomen Nervensystems, aktiviert. Der Säugling kann sich entspannen und das Herz kommt in Kohärenz.

(Die Säuglingssterblichkeit bei Frühgeborenen konnte verringert werden, indem den Eltern die Möglichkeit gegeben wurde, ihre Kinder zu berühren und sie zu halten. Dadurch wurde das ventrale System aktiviert, das den Parasympathikus daran hindert, zu stark abzubremsen und einen Herzstillstand zu verursachen.)

Fühlt sich hingegen die Mutter gestresst, verändert sich ihre Mimik. Die Augen werden schmal, der Atem beschleunigt sich. Die Stimme wird schrill, die Bewegungen hektisch. Wenn das Kleinkind hinfällt und weint, dann denkt das Kind aufgrund der nonverbalen Signale, welche die Mutter aussendet, etwas Schlimmes sei geschehen. Bleibt die Mutter jedoch entspannt und pustet den Schmerz sanft davon, überträgt sich diese Sicherheit auf das Kind und der Sturz wird vom Bodyguard als harmlos bewertet.

Das Spannende ist: Wir können anderen Menschen durch unsere Mimik und Stimme Sicherheit vermitteln. Gleichzeitig können wir über kleine körpernahe Erfahrungen unser System für soziale Sicherheit aktivieren. Du hast vielleicht schon gespürt, wie sich deine Stimmung verändert, wenn du bewusst deinen Blick weich werden lässt oder die Mundwinkel leicht anhebst. Diese Mikroimpulse wirken stärker, als viele denken. Sie signalisieren: »Du bist sicher, du bist verbunden« – und genau das verhindert, dass Stress sich festsetzt oder das System in Überlastung kippt.

Beispiele für Co-Regulation im Alltag

1. **Atem-Synchronisation**
   Wenn zwei Menschen bewusst oder unbewusst im gleichen Rhythmus atmen, entsteht Resonanz.

   Wirkung: Das Gehirn erkennt: »Ich bin mit dir verbunden« – neurozeptive Spiegelung signalisiert Sicherheit. Puls und Atemfrequenz passen sich an.
2. **Berührung und Blick**
   Ein warmer Händedruck, eine Umarmung oder ein weicher Blick aktivieren die Muskeln rund um Augen und Gesicht.

   Wirkung: Das soziale Nervensystem wird »angeschaltet« – wir fühlen uns getragen, geborgen und präsent.
3. **Vibration durch Summen**
   Summen erzeugt vibrierende Schwingungen im Kehlkopfbereich, die direkt den Vagus stimulieren. Wenn man gemeinsam summt, verstärkt sich der Effekt.

   Wirkung: Herzrhythmus und Atemtiefe regulieren sich. Gleichzeitig entsteht durch den gemeinsamen Klang ein Gefühl von synchroner Verbundenheit.
4. **Geteilte Dankbarkeit**
   Wenn wir Momente der Dankbarkeit oder Freude miteinander teilen, speichert unser Gehirn diese Erfahrung als Ressource.

   Wirkung: Positive soziale Erfahrungen sind »sichere Anker«. Sie polstern das Nervensystem gegen Stress ab und stärken langfristig Resilienz.

Hinweis zu den nächsten Übungen

Die folgenden Übungen unterscheiden sich von den bisherigen: Sie sind nicht für die Einzelpraxis gedacht, sondern erfordern mindestens eine weitere Person. Du kannst sie mit einem Partner oder in einem therapeutischen Setting machen (z. B. Therapeut mit Klienten). Sie eignen sich genauso für Gruppen, wo jeweils zwei Personen zusammengehen.

Wichtig: Achte bei der Auswahl der Übung darauf, wer mit wem übt – manche Menschen fühlen sich wohler mit einer vertrauten Person, andere profitieren davon, auch mit jemand Neuem zu üben.

PVH 43: Gemeinsames Atem-Anker-Ritual

Ziel: Aktivierung des *ventralen Vagusnervs* durch synchrone Co-Regulation – stärkt Verbindung, Sicherheit und Präsenz im Miteinander.

Material und Vorbereitung:

- Ort: Ruhiger, störungsfreier Raum
- Sitzmöglichkeit: Bodenkissen oder Stühle
- Dauer: ca. 10–15 Minuten
- Partnerübung: Position gegenüber oder leicht seitlich, Blickkontakt möglich, optional Berührung möglich (je nach Beziehung/Vertrauen)

Schritt-für-Schritt-Anleitung:

1. **Sicherheit herstellen**
   »Schließt die Augen und spürt den Kontakt zum Boden, zur Sitzfläche.
   Öffnet langsam die Augen – nehmt euch und den Raum bewusst wahr.
   Lasst euren Blick auf dem anderen ruhen, ohne etwas zu wollen.«
2. **Atem-Synchronisierung**

- **Phase 1:**
  »Atmet drei ruhige Atemzüge nur für euch.
  Spürt, wie der Atem kommt und geht – ohne ihn zu verändern.«
- **Phase 2:**
  »Richtet nun die Aufmerksamkeit auf den Atemrhythmus des anderen.
  Beobachtet (z. B. Brustkorb, Schultern) – lasst euren Atem sanft mitfließen.
  Kein Müssen, nur Einladung zur Verbindung.«

3. **Nonverbale Resonanz** (eine Option wählen oder kombinieren)

- **Option A:**
  »Legt eine Hand aufs Herz, die andere auf den Solarplexus. Spürt, wie die Berührung den Atem vertieft und Halt gibt.«
- **Option B:**
  »Haltet sanft Blickkontakt – kein Starren, sondern Präsenz. Wenn es sich natürlich anfühlt, lasst ein leichtes Lächeln entstehen.«

4. **Verstärkung durch Vokalisation**
   »Beim nächsten Ausatmen summt gemeinsam ein tiefes *Mmmm.*
   Spürt die Vibration im Brustkorb – spürt, ob eure Töne miteinander schwingen.
   Wiederholt dies einige Atemzüge lang, wenn es angenehm ist.«
5. **Abschluss mit Dankbarkeit**
   »Schließt die Augen, legt die Hand aufs Herz.
   Denkt an einen Moment, in dem ihr euch sicher, gesehen oder verbunden gefühlt habt.
   Wenn ihr bereit seid: Öffnet die Augen.
   Nennt ein Wort, das euren aktuellen Zustand beschreibt.«

PVH 44: Den Puls fühlen – Erste Hilfe bei innerer Unruhe und Angst

Für Partner und Angehörige

Der Puls verrät uns viel über den inneren Zustand eines Menschen. Doch selbst ohne medizinische Kenntnisse kannst du mit einer einfachen Technik das Herz eines anderen Menschen beruhigen, besonders dann, wenn er oder sie gerade nicht in der Lage ist, sich selbst zu regulieren.

Unsere Herzen suchen instinktiv nach Rhythmus, Kohärenz und Verbindung. Im Zustand von Angst oder innerer Unruhe gerät das Herz jedoch aus dem Takt. Es schlägt unkoordiniert und hektisch. Doch das Schöne ist, dass sich ein chaotisches Herz an einem ruhigen orientiert. Genau das machen wir uns beim *gemeinsamen Pulshören zunutze.*

So geht's:

1. **Setzt euch ruhig und entspannt nebeneinander.**
   Nimm mit Zeige- und Mittelfinger den Puls deines Partners oder deiner Partnerin am Handgelenk wahr.
2. **Fühle nun auch deinen eigenen Puls** – z. B. an deiner Halsschlagader oder am eigenen Handgelenk.
3. **Richte deine Aufmerksamkeit gleichzeitig auf beide Pulse.**
   Spürst du einen Gleichklang? Oder schlagen eure Herzen versetzt? Beobachte einfach. Du musst nichts verändern.
4. **Bleibt einige Minuten in dieser gemeinsamen Wahrnehmung.**
   Mit der Zeit wirst du vielleicht bemerken, dass sich eure Pulsschläge angleichen – ganz von selbst. Ein Zeichen, dass eure Nervensysteme sich miteinander synchronisieren.

Was kann dabei passieren?

- Plötzlich stellt sich ein Gefühl der Ruhe ein.
- Du spürst ein angenehmes Schweregefühl oder wirst leicht müde.
- Ein Gefühl von Nähe, Vertrauen oder Erleichterung breitet sich aus.
- Vielleicht wird euer Atem ruhiger – ganz ohne Zutun.

Sprecht anschließend miteinander: Was habt ihr gespürt? Was hat sich verändert?

Hinweis: Übt diese Technik zuerst in einem ruhigen Moment, wenn es euch beiden gut geht. Dann könnt ihr sie im Notfall viel sicherer anwenden, z. B. bei innerer Unruhe, Panik oder Überforderung.

PVH 45: Augen-Salamanderübung – sicherer Blickkontakt und freier Kopf

Die Übung hat ihren Namen daher, dass sie mit weichen, salamanderartigen Augenbewegungen arbeitet. Dieser sanfte, schlängelnde Bewegungsstil wirkt regulierend auf das Nervensystem, weil die gleichmäßigen Augenbewegungen sowohl den vestibulookulären Reflex (Verknüpfung von Gleichgewicht und

Augenbewegung) als auch die Verbindung zum ventralen Vagus ansprechen. So entsteht ein flexibler, sicherer Blickkontakt – statt Starrheit oder Fixierung –, und der Kopf fühlt sich freier und beweglicher an. So hilfst du deinem Nervensystem, sich zu regulieren, und verbesserst deine Großhirndurchblutung. Denn unter Stress spannen sich oft unbemerkt die kleinen Nackenmuskeln an. Der erste Halswirbel (Atlas) kann dann die Blutzufuhr zum Gehirn drosseln – und plötzlich fällt klares Denken schwer.

Gezielte Augenbewegungen entlasten dein System, signalisieren Sicherheit (ventraler Vagus) und lösen die Spannungsschleife im Nacken. So wird Blickkontakt wieder als angenehm und sicher erlebt – statt bedrohlich oder anstrengend.

Hilft bei:

- mentaler Überforderung (»Ich kann keinen klaren Gedanken fassen«)
- körperlichem Steifheitsgefühl im Nacken oder Schulterbereich
- Unsicherheit im sozialen Kontakt
- Ängstlichkeit und Rückzugstendenzen.

Vorher-Check:

- Drehe deinen Kopf sanft nach links und rechts: Wie leicht oder schwer geht das?
- Wenn du gerade in einem sozialen Kontakt bist: Wie fühlt sich Blickkontakt an – angenehm, unangenehm, meidend?

So geht's:

Phase 1: Reine Augenbewegung

1. Verschränke deine Hände locker am Hinterkopf. Du hältst jetzt symbolisch dein Stammhirn in deinen Händen.
2. Schaue mit den Augen (nur den Augen!) sanft nach rechts, ohne den Kopf zu bewegen.
3. Bleibe hier 30–60 Sekunden oder bis ein Zeichen von Regulation kommt: ein Schlucken, Seufzen, Gähnen oder Blinzeln zum Beispiel.

   Wenn kein Zeichen kommt, löse die Position mit einem bewussten Schlucken oder Seufzen auf.

4. Dann bewege die Augen nach links – und warte wieder, bis sich ein Regulationszeichen zeigt oder du die Position bewusst auflöst.

Mit der Zeit kommen diese Zeichen ganz von allein. Gut Ding will Weile haben.

Phase 2: Augenbewegung und Ohr zur Schulter

1. Bewege die Augen nach rechts, neige gleichzeitig das rechte Ohr zur rechten Schulter.
2. Halte die Position für 30–60 Sekunden oder bis zur spürbaren Regulation.
3. Danach: Augen nach links, linkes Ohr zur linken Schulter – gleiches Vorgehen.

Phase 3: Gekreuzte Dehnung

1. Augen nach rechts, aber diesmal das linke Ohr zur linken Schulter – das erzeugt eine leichte Dehnung im Nacken.
2. Wieder 30–60 Sekunden bleiben, bis sich Entspannung zeigt.
3. Dann: Augen nach links, rechtes Ohr zur rechten Schulter – und wieder warten.

Nach der Übung:

- Drehe erneut den Kopf: Fühlt es sich leichter an?
- Wie erlebst du jetzt Blickkontakt – innerlich ruhiger, klarer, präsenter?

PVH 46: Vagus-Ohrmassage – Entspannung für Trommelfell, Nervensystem und Herz

Diese sanfte Massage unterstützt die Entspannung des Trommelfells, ein oft übersehener Schlüssel zur Regulation. Denn wenn sich das Trommelfell entspannt, kann sich auch das Nervensystem entspannen. Der Vagusnerv, der direkt mit den kleinen Muskeln im Ohr (*Musculus tensor tympani* im Mittelohr und der *Musculus stapedius*, der Steigbügelmuskel) verbunden ist, reagiert sehr sensibel auf feinste Berührungen. Der Kiefer kann loslassen, das Herz beruhigt sich, das System kommt zur Ruhe. Gleichzeitig verbessert sich das Hören: Die Ohren werden weniger reizempfindlich, Geräusche wirken weniger stressend. Die Welt klingt wieder weicher.

So geht's:

Vorbereitung:

Setz dich bequem hin. Nimm dir einen Moment, um in deinen Körper hineinzuspüren:

- Wie hören sich die Geräusche um dich herum gerade an?
- Fühlen sich deine Ohren eher angespannt oder weich an?
- Wie beweglich ist dein Ohr? Ziehe es sanft nach oben und unten und beobachte: Welches Ohr lässt sich leichter bewegen?

1. **Beginne mit dem weniger beweglichen Ohr:**
   Fasse dein Ohr oben an der Spitze zwischen Daumen und Zeigefinger.
   Ziehe es ganz sanft nach oben außen, bis du den allerersten kleinen Widerstand spürst.
   Bleibe dort. Warte auf ein Regulationszeichen: vielleicht ein Seufzen, Schlucken, Gähnen oder ein Spürimpuls in deinem Körper.
   Dann löse die Spannung langsam wieder auf.
2. **Wandere zum Ohrläppchen:**
   Fasse das Ohrläppchen und ziehe es sanft nach unten oder in eine Richtung, die sich angenehm anfühlt. Ziehe nur so weit, bis du auch hier den ersten kleinen Widerstand erreichst.
   Wieder: Halte inne. Stell dir vor, wie sich dein Trommelfell dabei weitet und entspannt. Warte auf ein inneres Zeichen.
3. **Hautverschiebung an der Schädelbasis:**
   Lege deine Fingerspitzen direkt unterhalb des Ohrläppchens, mit sanftem Kontakt zur Haut in Richtung Schädelbasis.
   Nun verschiebe die Haut nach vorne und hinten, wie ein feines Schieben der Oberfläche.
   Da, wo sich die Haut schwerer verschieben lässt: Bleib genau dort. Kein Druck, nur eine minimale Spannung.
   Halte wieder inne und warte auf ein Regulationszeichen.

Wirkung: Wenn sich das Trommelfell entspannt, ist das ein direktes Feedback an den Vagusnerv, dass er in den Sicherheitsmodus umschalten kann:

- Das Trommelfell entspannt sich
- das Hören wird klarer
- der Kiefer wird weicher
- das Zwerchfell kann freier schwingen
- und Ängste können sich lösen.

Besonders wirksam ist diese Übung in Momenten von innerer Unruhe, Reizüberflutung oder wenn du das Gefühl hast, dich selbst nicht mehr gut »hören« oder wahrnehmen zu können.

Hinweis: Wiederhole die Übung anschließend auf der anderen Seite – in deinem Tempo. Und spüre abschließend in beide Ohren hinein: Was hat sich verändert?

PVH 47: Das lebendige Gesicht – Strahlkraft entwickeln

Das mittlere Gesicht (Augenpartie, Wangen, Nasenbereich) ist ein zentraler Bereich für die Neurozeption – unser Nervensystem liest hier unbewusst, ob ein Gegenüber sicher oder bedrohlich ist. Ein bewegliches, lebendiges mittleres Gesicht wirkt für andere beruhigend und fördert die Verbindung. Gleichzeitig hat es auch für dich selbst eine regulierende Wirkung: Deine Mimik wird freier, die Gesichtshaut wird durchblutet, du schaust jünger aus, Emotionen können ausgedrückt werden, das Herz reguliert sich besser.

Vorbereitung – Test: Wie leicht fällt das Lächeln?

- Ziehe die Wangen bewusst nach oben – wie leicht fällt dir das Lächeln gerade?
- Betrachte dein Gesicht im Spiegel, bevor du diese Technik anwendest. Arbeite zuerst auf einer Seite des Gesichts. Überprüfe dann, ob du einen Unterschied wahrnehmen kannst. Die Unterschiede werden deutlich, wenn du lächelst oder sprichst. Arbeite dann auf der anderen Seite, dann sollte dein Gesicht wieder ebenmäßig erscheinen.

So geht's:

1. **Akupunkturpunkt finden (DI 20)**

Der Akupunkturpunkt DI 20 liegt seitlich der Nasenflügel in der kleinen Vertiefung. Er gehört zum Dickdarmmeridian und wird eingesetzt bei Erkältungen mit verstopfter oder laufender Nase, Heuschnupfen, Sinusitis oder um die Abwehrkräfte zu stärken.

- Gehe mit deinem Zeigefinger auf die Höhe deiner *Nasenflügel.*
- Etwa *1–2 cm zur Seite* findest du eine kleine Einbuchtung – dort liegt ein Akupunkturpunkt aus dem Blasenmeridian.
- Lege den Finger auf diesen Punkt und schiebe die Haut ganz langsam nach oben und unten.
  Wo es sich schwerer verschieben lässt, halte inne.
  Warte auf ein Regulationszeichen (z. B. Seufzen, tiefes Atmen, Gähnen, Gefühl von »Weicherwerden«).
- Wiederhole den Vorgang, nur drücke diesmal etwas mehr in die Muskulatur. Verschiebe die Stelle und warte wieder dort, wo es sich schwerer verschieben lässt, auf die Regulationszeichen.
- Dann verschiebe die Haut sanft nach innen und außen. Halte am allerersten Hautwiderstand inne und warte wieder auf ein Regulationszeichen.
  Anschließend drücke etwas tiefer, als wollte dein Muskel deinen Finger »ansaugen«, und verschiebe wieder nach innen und außen. Halte und warte auf Regulation.

Lass los und vergleiche deinen beiden Gesichtshälften. Grinse mal und spüre, wie sich das auf der bearbeiteten Seite anfühlt. Vielleicht geht es leichter?

- Wiederhole das Ganze auf der *anderen Gesichtshälfte.*

Nachspüren

- Teste erneut: Wie leicht fällt das Lächeln jetzt?
- Wie fühlt sich dein mittleres Gesicht an?
- Fühlt sich dein Ausdruck lebendiger, weicher, freier an?

Effekte der Übung

- *Mehr soziale Lesbarkeit:* Andere können dich emotional besser »lesen«.
- *Stärkung des ventralen Vagus:* Entspannung und Herzrhythmusvariabilität steigen.
- *Mehr Selbstverbindung:* Du spürst dich emotional klarer und lebendiger.

Wie du über die Mundwinkel deine Stimmung beeinflussen kannst

Jetzt hast du bereits ein gutes Gespür für dein Gesicht und deine mimische Muskulatur entwickelt. In den letzten Übungen konntest du erleben, wie stark deine Augen, Ohren und dein Gesicht mit deinem autonomen Zustand verknüpft sind – und wie du mit kleinen Veränderungen große Wirkungen erzielen kannst.

In dieser Lektion wirst du eine ganz konkrete Erfahrung machen: wie sehr schon die Position deiner Mundwinkel dein emotionales Erleben und deine innere Verfassung beeinflussen kann.

Warum das so ist?

Erinnern wir uns kurz an die Anatomie: Nahezu alle Gesichtsmuskeln werden von zwei besonderen Hirnnerven gesteuert – dem *Nervus trigeminus* (V. Hirnnerv) und dem *Nervus facialis* (VII. Hirnnerv). Diese Muskeln unterscheiden sich grundlegend von den Muskeln, die über das Rückenmark gesteuert werden, wie z. B. dein Bizeps oder der Po-Muskel.

Die vom Rückenmark versorgten Muskeln sind reine »Befehlsempfänger« – sie bewegen sich, wenn der Neokortex den Befehl dazu gibt.

Die mimischen Muskeln dagegen sind anders: Sie können nicht nur Bewegungen ausführen, sondern auch empfinden – und dieses Empfinden direkt und in Bruchteilen von Sekunden ans Stammhirn senden, ohne den langen Weg übers Rückenmark nehmen zu müssen.

Das heißt: Dein Gesicht sendet ständig Informationen darüber, wie es dir geht. Wenn deine Gesichtsmuskeln angespannt sind – z. B. durch zusammengezogene Augenbrauen oder heruntergezogene Mundwinkel –, signalisiert dein System dem Hirnstamm: »Achtung, Gefahr!«

Auch wenn es im Außen gar keinen realen Anlass dafür gibt, kann dein Nervensystem so in einen Schutzmodus kippen.

> Mach gerne mal diesen kleinen Selbsttest:
> Zieh deine Augenbrauen zusammen und beobachte, wie sich deine Atmung und dein inneres Empfinden verändern. Spür genau hin.

Vielleicht bemerkst du, dass deine Atmung flacher wird oder du dich unruhiger fühlst?

Solche Sofortreaktionen kann dein Oberschenkelmuskel nicht auslösen – aber deine Stirn sehr wohl.

Ein interessanter Beobachtungstipp: Schau mal auf die Mundwinkel von Menschen, die unter depressiven Verstimmungen leiden. Oft zeigt sich dort ein »abgeschaltetes Gesicht« – ein Ausdruck, der die innere Erstarrung widerspiegelt. Wenn das autonome Nervensystem über längere Zeit im dorsalen Zustand gefangen bleibt, verliert das Gesicht buchstäblich seine Lebendigkeit.

Gerade für solche Menschen kann eine Übung mit den Mundwinkeln ein echter Aha-Moment sein. Denn sie erleben plötzlich: Ich kann etwas tun. Ich kann meine Stimmung über meinen Körper beeinflussen – ganz konkret, ganz sanft und sofort.

PVH 48: Die Kraft deiner Mundwinkel

Die Mundwinkel sind direkt mit dem System für soziale Kommunikation verbunden. Je nachdem, in welcher Position sie sich befinden, beeinflussen sie deine Stimmung – mal in die eine, mal in die andere Richtung.

Mit dieser Übung kannst du erforschen, *wie deine Mundwinkel konkret auf dein Nervensystem wirken.* Ziel ist es, eine Position zu finden, die in dir einen *ventralen Glimmer* auslöst – also ein feines, sicheres und warmes Empfinden, das dein Herz, deinen Mund und deine Augen miteinander verbindet.

So geht's:

- Schließe deine Augen. Nimm dir einen Moment Zeit und lasse deine Aufmerksamkeit zu deinem Atem wandern.
  Spüre, wie der Atem gerade kommt und geht – ohne ihn zu verändern.
- Nimm einfach wahr, mit welchen Empfindungen du gerade in Kontakt bist, ohne sie zu bewerten oder zu analysieren. Lass nun bewusst deine Mundwinkel nach unten fallen. Spüre, was sich dadurch in deiner Atmung, in deinem Brustraum, in deinem Gesichtsausdruck verändert. Welche innere Resonanz entsteht?

- Bewege jetzt deine Mundwinkel ganz langsam, *Millimeter für Millimeter*, wieder nach oben. Beobachte mit feiner Achtsamkeit, wie sich dein innerer Zustand mit dieser Bewegung verändert: Wie reagiert dein Atem? Wie fühlt sich dein Brustraum an? Entsteht ein Gefühl von Weite, Wärme oder Präsenz?
- Lass die Mundwinkel erneut sinken – plötzlich oder langsam, wie es dir entspricht – und beobachte wieder die Reaktion deines autonomen Nervensystems.
  Hebe die Mundwinkel danach noch einmal *ganz langsam an*, als würdest du das freundlichste, leiseste Lächeln der Welt entstehen lassen.
- Finde nun die *Position deiner Mundwinkel*, die in dir einen ventralen Glimmer auslöst – ein leises Gefühl von Kontakt, innerer Verbindung und Wohlwollen.
  Spüre, wie dieses Gefühl vielleicht vom Herzen ausgeht, sich über die Mundwinkel in deine Augen ausbreitet. Lass es einen Moment lang einfach da sein.
- Lass die Mundwinkel ein letztes Mal fallen und spüre noch einmal die Reaktion.
  Dann finde wieder deine *persönliche Glimmer-Position* – und wenn du sie gefunden hast, öffne langsam die Augen.

Zum Abschluss:
Wie nimmst du jetzt den Raum um dich herum wahr?
Wie fühlt es sich an, andere Menschen anzuschauen – oder dich selbst im Spiegel zu sehen?

PVH 49: Die Kraft eines klaren Neins

Beziehungen einzugehen, ist für viele Menschen eine echte Herausforderung. Manchmal sagen wir Ja, obwohl wir am liebsten Nein sagen möchten, tun es aber nicht, weil wir Angst haben, der andere könnte uns dann ablehnen oder nicht mehr mögen. Soziale Ablehnung ist eine tiefgreifende Angst, die uns in der Wildnis das Leben kosten konnte. Das Stammhirn schaltet hier sofort in den Stressmodus. Schon unsere Eltern haben uns beigebracht, dass das Wort Nein unhöflich und egoistisch ist und dass man sich dadurch keine Freunde macht.

Aber aus Sicht des Nervensystems ist ein Nein nichts anderes als *Selbstschutz.*

Ein Signal: »Bis hierhin – und nicht weiter.«

Und erst wenn wir dieses Nein innerlich setzen können, entsteht auch wieder Raum für ein echtes Ja – zu uns selbst, zu anderen und zum Leben.

Die Nein-Reset-Übung

Diese Übung hilft dir, für dich selbst das Wort Nein auszuprobieren und Abstand zu gewinnen, wenn du dich bedrängt fühlst.
Du brauchst dafür nur dich, ein paar Gegenstände in deiner Umgebung – und ein paar ruhige Sekunden.

1. **Einstimmung: Wie geht es dir gerade?**

- Spüre in dich hinein.
- Fühlst du dich eng, klein, gedrängt?
- Oder frei, klar, präsent?

Dieses innere Check-in ist wichtig – es zeigt dir, ob du in einem nur noch funktionierenden und »abgeschalteten« oder in einem verbundenen und kontaktvollen Zustand bist.

2. **Finde dein Nein**

- Richte den Blick auf ein neutrales Objekt.
- Sage laut und klar: »Nein.«
- Bleib mit deinem Blick noch 5 Sekunden am Objekt.

Beobachte: Wie fühlt sich dieses Nein an?

Sicher? Unsicher? Wackelig? Stark?

Dann wiederhole das Ganze mit einem anderen Objekt – mehrere Male, in verschiedene Richtungen. Mach das so lange, bis du ein Nein findest, das sich stabil, klar und richtig anfühlt.

3. **Zwischencheck: Wie fühlt sich dein Raum jetzt an?**

- Hat sich etwas verändert?
- Fühlst du dich größer? Ruhiger? Klarer?

Oft spüren Menschen nach der Übung, dass sich innerlich ein Raum geöffnet hat – aus dem Funktionsmodus zurück zu sich selbst.

4. **Optional: Nonverbales Nein**

Wenn du magst, kannst du dein Nein noch auf Körperebene üben:

- ▶ Wie ist deine Atmung, wenn du Nein sagst?
- ▶ Wie steht dein Körper?
- ▶ Welche Haltung drückt dein Nein aus?

Dann probiere: Sag innerlich Nein – ohne Worte, nur mit Körpersprache und Blick.
Das hilft deinem System, auch in echten Alltagssituationen klarer bei dir zu bleiben.

Fazit: Ein Nein, das dich zurückbringt zu dir

Ein Nein ist nicht das Ende von Verbindung, sondern es ist ihr Anfang: Begegnung findet an Grenzen statt.
Denn nur, wer sich selbst ernst nimmt, kann auch anderen wirklich begegnen.

Diese Übung schenkt dir Raum, Klarheit und das gute Gefühl, wieder bei dir selbst anzukommen.

4 DER PVH-NOTFALLKOFFER

4.1 Erste Hilfe für Momente, in denen es einfach zu viel wird

Kennst du das?

- Du kannst nicht einschlafen, weil dein Kopf rotiert.
- Dein Herz rast ohne erkennbaren Grund.
- Du fühlst dich wie benebelt oder wie betäubt.
- Es reicht ein einziger Satz – und plötzlich fühlst du dich klein, hilflos oder überfordert.

Dann ist dein Nervensystem nicht im *Sicherheitsmodus,* sondern im *Überlebensmodus.* Und das passiert schneller, als wir denken – vor allem, wenn alte Muster, Stress oder Traumata uns zurückkatapultieren. Die gute Nachricht: Du kannst lernen, dein Nervensystem wieder ins Hier und Jetzt zu holen. Mit kleinen, wirksamen SOS-Übungen. Ganz ohne dich »zusammenreißen« zu müssen.

In unserem Gehirn gibt es ein Zentrum, das reflexartig einspringt, sobald eine akute Stressreaktion eintritt, sei es durch Angst,

Überforderung, Schmerz oder ein plötzliches Gefühl von Kontrollverlust. Dieses Zentrum, der *Mandelkern*, wird in der Fachsprache als *Amygdala* bezeichnet. Sie ist der »innere Alarmknopf«, den der Bodyguard blitzschnell bedienen kann, wenn er Gefahr wittert. Alle Ressourcen sind dann auf Kampf, Flucht oder Erstarrung eingestellt. In solchen Momenten verlieren wir den Zugang zu unserem denkenden Gehirn und werden innerlich in die Vergangenheit katapultiert. Wir sind nicht mehr in der Lage, klare Entscheidungen zu treffen, verlieren das Körpergefühl und den Bezug zur Gegenwart.

Dein »Notfallkoffer« ist eine Sammlung von Strategien, Übungen und Erinnerungen für genau die Momente, in denen du dich nicht regulieren kannst. Er hilft dir, aus der Übererregung, Erstarrung oder dem Grübelmodus wieder zurück in deinen Körper, deinen Atem und dein Selbstgefühl zu finden.

Der *PVH-Notfallkoffer* bietet schnelle, gezielte Impulse für die Sinne, um das Sicherheitssystem im Körper wieder zu aktivieren. Denn über die Sinne – also über Sehen, Hören, Fühlen, Riechen, Bewegen – können wir unser autonomes Nervensystem direkt beeinflussen. Rhythmisches Klopfen, ein bewusstes Ausatmen, ein vertrauter Duft oder eine gezielte Augenbewegung können Signale von »Du bist sicher« an das Gehirn senden. Das hilft, die Alarmreaktion zu stoppen und in einen Zustand innerer Stabilität zurückzukehren.

Der Notfallkoffer ist also keine Sammlung von »Tricks«, sondern ein gezieltes Reset-Werkzeug für das Nervensystem – alltagstauglich, neurobiologisch fundiert und so gestaltet, dass du in brenzligen Momenten nicht lange nachdenken musst. Du greifst einfach zur passenden Übung und gibst deinem System, was es jetzt am meisten braucht: Sicherheit.

Wichtige Hinweise:

Damit die Tools aus dem Notfallkoffer in Akutsituationen wirklich greifen, ist es ratsam, sie vorher im ruhigen Zustand einmal ausprobiert zu haben und die Wirkung zu studieren. *Die polyvagale Hausapotheke* und der Notfallkoffer können eine wertvolle Unterstützung zur Selbstregulation und zum Wohlbefinden im Alltag bieten. Sie ersetzen jedoch keinesfalls den

Besuch bei einem Arzt oder Therapeuten. Bei akuten Beschwerden oder Notfällen ist es unerlässlich, eine fachärztliche oder therapeutische Abklärung in Anspruch zu nehmen, um ernsthafte gesundheitliche Risiken auszuschließen.

Wir brauchen in akuten Krisensituationen ein Gefühl von Sicherheit. Um Panik zu vermeiden und handlungsfähig zu bleiben, sollte der Notfallkoffer nicht nur bewährte Selbsthilfestrategien enthalten, sondern auch wichtige Kontaktdaten, also Menschen, die dir wichtig sind und die du jederzeit anrufen kannst.

In diesem Abschnitt findest du eine Zusammenstellung von bewährten SOS-Strategien für Akutsituationen. Hier zunächst die Übersicht der behandelten Themen:

SOS-Strategien bei

- Angst
- Panik
- Schwindel
- Gedankenkarussell
- Einschlaf- oder Durchschlafproblemen
- nervösem Herzen, Herzklopfen, Nervosität
- Nackenverspannungen/Blockaden
- Wut
- Brain Fog – »Hirnnebel«
- Bildschirmüberlastung
- einem Gefühl von innerer Leere/Taubheit
- einem Kloß im Hals / Stimmblockaden
- grundlosen Tränen / emotionaler Überflutung
- wenn alles zu viel wird
- wenn man sich mal wieder klein fühlt.

PVH 50: Angst

Was passiert im Nervensystem bei Angst?

Das Nervensystem schaltet in den Sympathikus-Modus (Kampf/Flucht).

- Der Herzschlag wird beschleunigt, die Atmung flach.
- Das visuelle System zoomt in die Gefahr.
- Das Denken wird »enger«, Worst-Case-Szenarien drängen sich auf.
- Der Körper ist auf Alarm eingestellt – aber oft gibt es keine reale Gefahr.

SOS-Strategien: Was hilft jetzt sofort?

1. **PVH 15: Die Stress-Regulations-Atmung oder Impulsatmung**

   Sobald du Angst spürst, atme sie mit einem kurzen Impuls durch den Mund aus und lass den Atem so lange ausströmen, wie er möchte. Dann atme kurz und impulsiv ein und lass die Lungen anschließend sich so lange mit Atemluft auffüllen, wie sie es möchten.

   Mach 3 Wiederholungen.

   Die Übung wirkt auf das Herz sehr ausgleichend.

2. **PVH 45: Die Augen-Salamanderübung – sicherer Blickkontakt und freier Kopf**

   Grundübung: Mit beiden Augen nach rechts schauen und auf ein Regulationszeichen (Schlucken, Seufzen, Gähnen) warten.

   Dies bringt den Fokus vom Gefahrenscan zurück zur Mitte.

Weitere polyvagale Hausmittel:

- PVH 44: Puls fühlen – Erste Hilfe bei innerer Unruhe und Angst
- PVH 37: Den Blick weiten – die periphere Wahrnehmung aktivieren
- PVH 46: Vagus-Ohrmassage – Entspannung für Trommelfell, Nervensystem und Herz
- PVH 26: Molding – Formkraft aus dem Inneren

PVH 51: Panik

Was passiert im Nervensystem bei Panik?

- Der Körper schaltet in einen extremen Kampf- oder Fluchtmodus (das Angstzentrum, die Amygdala wird aktiv).
- Das Herz rast, die Atmung wird flach oder unkontrollierbar.
- Oft entsteht ein Gefühl von »Ich sterbe« oder »Ich verliere die Kontrolle«.
- Das Gehirn ist im Alarmzustand – denken ist kaum möglich, es geht nur noch ums Überleben.
- Das Nervensystem braucht sofortige, starke Signale von Sicherheit.

SOS-Strategien – schnelle Reset-Übungen:

1. **Rhythmisches Gehen**
   Zwei Schritte einatmen, 4 Schritte ausatmen.
   Wirkung: Rhythmus und Kohärenz zwischen Schritten und Atmung bewirken Herzkohärenz.

2. **Blickstabilisation**
   Verweile mit deinem Blick 5 bis 10 Sekunden auf einem Punkt im Raum, dann suche dir einen neuen Punkt und verweile dort wieder 5 bis 10 Sekunden. Mach das so lange, bis du dich stabiler fühlst.
   Wirkung: Bringt das visuelle System aus dem Tunnelblick in die Weite – wirkt wie ein Reset für Orientierung und Sicherheit.

3. **Selbstumarmung**
   Überkreuze deine Arme vor der Brust, die rechte Hand liegt auf dem linken Oberarm und die linke Hand unter deiner rechten Achselhöhle. Dann wechsle rhythmisch so, dass deine linke Hand unter der rechten Achsel und deine rechte Hand auf dem linken Oberarm liegt.
   Wirkung: Stimulation des Kleinhirns. Hemmt den Weg zum Angstzentrum (Amygdala).

4. **Gemeinsames Atmen (Partnerübung)**
   Setz dich ruhig neben die betroffene Person, schau sie an und sag etwas Einfaches wie: »Schau mich an und atme mit mir. Wir machen das zusammen.«

Dann beginn selbst in einem ruhigen, gleichmäßigen Rhythmus zu atmen. Zum Beispiel zwei Sekunden ein und vier Sekunden aus. Übertreibe die Bewegung ein wenig sichtbar oder hörbar, damit der andere sie leichter übernehmen kann.

Wichtig ist, dass die Person in ihrem eigenen Tempo einsteigt. Oft genügt schon, dass ihr Ausatmen länger wird, weil sie sich an deinem Rhythmus orientiert. Nach einigen Atemzügen spürt das System: »Ich bin nicht allein, ich kann mich regulieren.«

Wirkung: Entlastung der Person, die Panik hat, weil sie nicht selbst »an die Atmung denken« muss, sondern geführt wird.

5. **Eine feste Umarmung (Partnerübung)**
   Eine Umarmung kann sehr regulierend wirken. Wichtig ist, dass sie nur dann stattfinden darf, wenn die betroffene Person einverstanden ist. Frag also ruhig und klar: »Möchtest du, dass ich dich umarme?« und warte die Antwort ab. Wenn ein »Ja« kommt, halte die Person mit einer ruhigen, stabilen Umarmung. Das Gefühl, begrenzt und gehalten zu sein, hilft dem Nervensystem, aus dem Kontrollverlust zurück in Sicherheit zu finden.

6. **Fersen pressen**
   Im Sitzen beide Fersen kraftvoll gegen den Boden drücken, gleichzeitig den Po leicht anspannen. Dabei ausatmen und mit dem Loslassen einatmen.
   5–10 Sekunden halten – Pause – 2 Wiederholungen.
   Wirkung: Gibt dem Körper einen festen Gegenimpuls – aktiviert das Körpergefühl und stabilisiert.

Weitere polyvagale Hausmittel:

- PVH 38: Dein sicherer Blickanker – visuelle Erdung und innere Orientierung
- PVH 39: Blickverlangsamung – über die Augen zur inneren Ruhe finden
- PVH 44: Puls fühlen – Erste Hilfe bei innerer Unruhe und Angst

PVH 52: Schwindel

Was passiert im Nervensystem bei Schwindel?

Schwindel ist oft Ausdruck eines dysregulierten Nervensystems.

Was passiert im Detail?

- Das System ist nicht in der Körpermitte geerdet, sondern in einem Alarmzustand gefangen – häufig zwischen sympathischer Übererregung (Fluchtmodus) und dorsaler Untererregung (Einfrieren, Dissoziation) hin- und herpendelnd.
- Das Gleichgewichtssystem (vestibuläres System) bekommt widersprüchliche Signale: »Ich bin in Gefahr« vs. »Ich sitze aber nur auf dem Sofa«.
- Das Gehirn versucht, das Chaos zu verarbeiten – und erzeugt subjektiv ein Gefühl von Schwanken, Drehen oder Bodenverlust.
- Schwindel kann auch ein frühes Warnzeichen für Überforderung, Traumaaktivierung oder Reizüberflutung sein.

  Kurz gesagt: Das Nervensystem hat seine Mitte verloren – der Körper fühlt sich nicht sicher im Raum.

Ziel: Den Boden wiederfinden. Das Gleichgewichtssystem beruhigen. Sicherheit spürbar machen.

SOS-Strategien bei Schwindel:

1. **Orientierungsblick: Die Augen erden den Raum**

   Sitze oder steh aufrecht. Spüre deine Füße am Boden. Such dir 5 Punkte, die von weit entfernt bis sehr nah reichen. Blicke mit den Augen auf den entferntesten Punkt und halte den Blick für ca. 5 Sekunden darauf gerichtet. Atme etwas mehr aus als ein. Dann springe zum zweitentferntesten Punkt und verweile dort wieder ca. 5 Sekunden. Mach das mit allen 5 Punkten. Und dann kehre den Weg um, bis du wieder am entferntesten Punkt angelangt bist.

   Warum?

   Das vestibuläre System (Gleichgewicht) ist eng verknüpft mit dem visuellen System. Durch stabile visuelle Referenzpunkte orientierst du dich wieder im Raum – das beruhigt den inneren Kompass.

Weitere polyvagale Hausmittel:

- PVH 40: Sterndiagramm-Übung
- PVH 42: Den Blick stabil halten – den Kopf bewegen (VOR)
- PVH 17: Justiere deinen inneren Kompass – finde deine Mitte
- PVH 25: Wirbelsäulenabrollen – die Körperarchitektur ausrichten

PVH 53: Gedankenkarussell und rasende Gedanken

Was passiert im Nervensystem bei rasenden Gedanken?

- Das Nervensystem ist in einem sympathischen Übererregungszustand (Fluchtmodus).
- Das Gehirn versucht, Kontrolle durch ständiges Denken, Planen, Grübeln zu gewinnen.
- Oft ist das Arbeitsgedächtnis überlastet, der innere Scanner läuft auf Hochtouren.
- Das System »verliert die Mitte« – der Körper wird abgekoppelt, der Fokus bleibt im Kopf.
- Was jetzt hilft: runter vom Gedankenkarussell – zurück in den Körper, in die Gegenwart.

SOS-Strategien

1. **Gedanken ansprechen – aber nicht einsteigen**

   Ein innerer Satz, der gleichzeitig die Gedanken würdigt – und dich selbstbestimmt aus dem Gedankenkarussell aussteigen lässt. Hilft gut bei nächtlichem Gedankenkarussell.

   Sag dir innerlich:

   »Liebe Gedanken, ich sehe euch.
   Danke für eure Mühe – aber ich höre jetzt auf zu denken.
   Ich gehe jetzt schlafen / atme / mache Pause.«

   Warum?

   Dieser Satz bricht die Identifikation. Du *wirst nicht zu den Gedanken*, sondern bleibst in Beziehung zu ihnen – von außen. Das entkoppelt dich vom automatischen Weiterdenken.

2. **Gedankencontainer**

   Schreibe auf, was dich beschäftigt. Entweder in Stichpunkten oder in ganzen Sätzen.

Nimm dir 3 Minuten Zeit, um alles aufzuschreiben, das dir gerade in den Sinn kommt. Denke nicht nach, sortiere nichts. Lade einfach nur ab. Es wird niemand lesen außer dir.

Danach falte den Zettel sofort zusammen (bitte nicht mehr durchlesen!) und sage dir:

»Ich habe es ausgelagert. Es wartet morgen auf mich.«

Warum?

Studien zeigen: Schreiben kann das Arbeitsgedächtnis entlasten. Es beruhigt das limbische System – besonders, wenn du dir danach selbst das Denken »erlaubt verbietest«.

3. **Eine Faust machen und loslassen**

Auch mit den Gedanken hält der Körper Spannung. Nutze den Körper aktiv, um Spannung abzuleiten. Balle beide Hände zur Faust und spanne Bauch und Po dabei mit an. Halte diese Position 5 Sekunden und spüre die Anspannung im Körper. Dann lasse bewusst die Spannung wieder los.

- Mache mit beiden Händen eine Faust.
- Halte 5 Sekunden – spüre die Anspannung.
- Dann lasse bewusst los.
- Wiederhole 3–4 Mal.

Warum?

Der Körper lernt durch Erfahrung. Wenn du spürst: »Ich kann Spannung erzeugen – und wieder loslassen«, bekommt das Nervensystem eine direkte Botschaft von Selbstwirksamkeit und Kontrolle.

4. **Klassisches Achtsamkeitswerkzeug für akute Grübelspiralen**

Suche dir

- 5 Dinge, die du sehen kannst
- 4 Dinge, die du hören kannst
- 3 Dinge, die du spüren kannst (z. B. Kleidung, Luft, Boden)
- 2 Dinge, die du riechen kannst
- 1 Sache, die du schmecken kannst oder mit der Zunge spürst.

Warum?

Du bringst dein Nervensystem zurück ins Hier und Jetzt. Diese Technik ist neurologisch wirksam, weil sie multisensorisch ist und die Aufmerksamkeit umlenkt – raus aus der kognitiven Schleife.

Weitere polyvagale Hausmittel:

- PVH 10: Die Atemwelle – die Herzfrequenzvariabilität sichtbar machen

PVH 54: Einschlaf- oder Durchschlafprobleme

Was passiert im Nervensystem bei Schlafproblemen?

Das Nervensystem pendelt dann nicht in den ventral-vagalen Ruhemodus. Stattdessen ist es entweder

- *sympathisch überaktiviert* – also in einem unterschwelligen »Bereitschaftsmodus« (Kampf oder Flucht)
- oder *dorsal unteraktiviert* – in einem Erschöpfungszustand, aber ohne echte Regeneration.

Das bedeutet:

- Der *Körper* ist müde, aber das System fühlt sich nicht sicher genug, um wirklich loszulassen.
- Es fehlt der Shift in den ventralen Zustand – in die Sicherheit, Ruhe, in das »Hier darf ich schlafen«.
- Oft laufen unterschwellige Alarme: Was-wäre-wenn-Szenarien, Grübeleien, innere Checklisten, eine körperliche Unruhe oder emotionale Restaktivierungen vom Tag.

SOS-Strategien für die Nacht:

1. **Nestbau**

   Mach dein Bett aktiv zu einem sicheren Ort. Präge deinem Nervensystem mit der Geste des Einrichtens ein: »Hier darf ich mich entspannen.«

   - Wickele eine Decke um dich wie einen Kokon.
   - Ein Kissen oder eine Wärmflasche auf den Bauch oder unter dein Herz – das gibt somatische Geborgenheit.
   - Sag dir innerlich: »Hier bin ich sicher. Ich darf loslassen.«

Warum?

Das Gehirn braucht manchmal ein neues körperliches »Skript«, um aus dem Überwachungsmodus auszusteigen. Studien zeigen: Somatische Marker (wie ein Gewicht auf dem Körper) beruhigen den Vagusnerv.

2. **Palming – ein Augenblick der Dunkelheit**

   Lege deine Handflächen mit einem leichten Druck sanft auf die geschlossenen Augen. Konzentriere dich auf die Farben und Bilder, die du dabei wahrnimmst. Atme langsam durch die Nase ein (4 Sek.), doppelt so lang aus (8 Sek.). Spüre, wie deine Augen sich entspannen, wie das System langsamer wird.

   Warum?

   Die Augen sind eng mit dem Nervensystem verbunden. Durch den Augendruck kann der Vagus aktiviert werden (okulokardialer Reflex). Dies ist eine bewährte Technik aus der somatischen Therapie.

3. **Lavendelöl und Fußmassage**

   Kaufe dir ein gutes Lavendelöl. Verreibe es in deinen Händen und rieche bewusst daran. Lass den Lavendelduft bis in deine Stirn einströmen. Gib ein paar Tropfen auf dein Kopfkissen oder alternativ auf ein Tuch, welches du auf dein Kopfkissen legst. Massiere anschließend deine Füße mit dem Öl.

   Warum?

   So beruhigst du das System über die Haut- und Geruchsnerven.

4. **Den Sympathikus aktivieren**

   Mache ein paar Liegestützen oder löse den Startreflex (PVH 34). Mach ein paar federnde Bewegungen gegen die Wand oder »Arm Pushs« (PVH 29).

   Warum?

   Manchmal macht es Sinn, den Sympathikus noch mal bewusst zu aktivieren, damit er endlich einen Gang runterschalten kann.

Weitere polyvagale Hausmittel:

- PVH 28: Wandtrampolin – Spannung entladen, Kraft zurückholen
- PVH 27: Selbstbewusstsein aktivieren über den Quadrizeps

PVH 55: Nervöses Herz oder Herzklopfen

Was passiert im Nervensystem bei nervösem Herzklopfen?

- Das Herz ist ein direkter Spiegel des autonomen Nervensystems.
- Bei innerer Unruhe, emotionalem Stress oder Angst aktiviert der Körper den Sympathikus – der Herzschlag beschleunigt sich. Das System verliert den Takt.
- Oft entsteht das Gefühl, »das Herz rast«, obwohl keine körperliche Gefahr besteht.
- Ziel ist es, Rhythmus, Atem und Sicherheit wiederherzustellen.

SOS-Strategien:

1. **Herzberuhigung durch Klopfen**
   Klopfe sanft im Cha-Cha-Cha-Rhythmus (1-2, 1-2-3) an verschiedenen Körperstellen:
- Brustbein (mit aufliegender Hand)
- Delta-Muskeln (über Kreuz)
- Leisten innen (beidseitig)
- Unterschenkel innen
  (je 4–8-mal pro Stelle)
  Faszienaktivierung und Vagusreiz über den Rhythmus bringen Präsenz und regulieren das Nervensystem.

2. **Slow Jogging und Atemsynchronisation**
   Beginne mit langsamen Schritten in der Wohnung. Dann wechsle in ein langsames Traben.
   Synchronisiere den Schritt mit der Atmung, z. B.:
   - 2 Schritte ein, 4 Schritte aus oder
   - 3 Schritte ein, 6 Schritte aus
     (3–5 Minuten)

Herz, Atem, Körper und Rhythmus kommen in Kohärenz, das beruhigt das System nachhaltig.

Tipp: Sehr effektiv ist Slow Jogging draußen in der Natur. Dadurch werden die anderen Sinne wie Seh-, Hör-, Geruchs- und Bewegungssinn aktiviert und miteinander synchronisiert, was sich beruhigend auf das Herz auswirkt.

Weitere polyvagale Hausmittel:

- PVH 15: Die Stress-Regulationsatmung oder Impulsatmung
- PVH 44: Puls fühlen – Erste Hilfe bei innerer Unruhe und Angst
- PVH 10: Die Atemwelle – die Herzfrequenzvariabilität sichtbar machen

PVH 56: Reizüberflutung

Was passiert im Nervensystem bei Reizüberflutung?

Wenn alles zu viel wird, bei Reizüberflutung, mentaler Überforderung oder innerer Zersplitterung, geschieht im Körper Folgendes:

- Das *Arbeitsgedächtnis ist überlastet*, das System verarbeitet zu viele Reize auf einmal.
- Oft ist das *visuelle System dominant überaktiviert* – der Blick ist verengt, die Augen »scannen« nach oberflächlichen Gefahren.
- Die Gedanken rasen, der Körper wirkt »abgeschnitten«, Unruhe oder Erstarrung folgen.
- Das Nervensystem schreit nach *Abstand, Fokus, Reduktion und Grenzen.*

SOS-Strategien:

1. **Nein sagen**
   Spüre, wie klein oder groß du den Raum wahrnimmst. Dann richtest du deinen Blick nacheinander auf Gegenstände, die sich vor dir, seitlich und hinter dir befinden. Drehe deinen Körper zu dem jeweiligen Gegenstand. Schau ihn dabei klar und bestimmt an und sage innerlich oder am besten laut und bestimmt: »Nein«. Finde ein Nein, das du dir glauben kannst

und sich richtig anfühlt. Wähle nacheinander 5–10 Gegenstände, mit denen du die Übung machst.

Diese klare Grenzsetzung bringt dich aus der Reizflut zurück in deinen inneren Raum. Danach wirkt der Raum um dich herum wieder größer.

2. **Augenentspannung**

   Zieh dich für einen Moment zurück. Stütze die Ellbogen auf einen Tisch und bedecke deine Augen mit den Handflächen. Richte mit geschlossenen Augen deine Aufmerksamkeit auf das dritte Auge (den Punkt zwischen den Augenbrauen). Atme 3–5 Mal mit dem Fokus auf der Atempause bewusst in diesen Punkt hinein (1–2 Minuten lang).

   Dies verringert die Reizflut auf die Augen und bringt Fokus, Klarheit und Zentrierung zurück.

3. **Powernap**

   Lege dich 5–10 Minuten mit geschlossenen Augen hin. Kein Ziel, kein Müssen. Nutze Ohrenstöpsel, um Reize auszublenden. Spüre, wo sich im Körper etwas aktiviert anfühlt. Bleibe mit deiner Wahrnehmung einfach bei den Empfindungen und atme im natürlichen Atemrhythmus. Dadurch hilfst du deinem System, Reize zu verarbeiten. Dies ist ein sehr effektives Mittel bei Reizüberflutung.

   Sag bei Bedarf innerlich diesen Satz:

   »Ich darf mich abgrenzen. Ich muss jetzt gar nichts.«

Weitere polyvagale Hausmittel:

- PVH 40: Sterndiagramm-Übung
- PVH 42: Den Blick stabil halten – den Kopf bewegen (VOR)

PVH 57: Nackenverspannungen

Was passiert im Nervensystem bei Nackenverspannungen?

- Der Nacken ist eng mit dem *Gefahrenscanner des Nervensystems* verbunden.
- Bei Stress, Reizüberflutung oder emotionaler Belastung zieht sich das Gewebe in den Bereichen von *Trapezius, Kiefer und Schultern* reflexhaft zusammen.

- Das System hält sich wortwörtlich »fest«, Bewegung, Durchblutung und Weite fehlen.
- *Ziel:* Rhythmus, Berührung, Weichheit und Eigenkontakt wiederherstellen.

SOS-Strategien: Nackenfaszien lösen

Lege eine Hand in deinen Nacken, greife mit der Handfläche die Haut und Muskulatur im Nackenbereich und ziehe sie etwas weg. Dann beginne langsam die Augen zu bewegen, der Kopf folgt der Bewegung. Stell dir vor, wie sich die Halsfaszien und Muskelschichten unter deinen Händen dabei hin- und herverschieben, gegeneinander gleiten und sich somit lösen.

Dies befreit den Kopf aus seiner Starre und aktiviert das Social-Engagement-System. Es vermittelt ein Gefühl von »Ich habe alles im Blick«.

Weitere polyvagale Hausmittel

- PVH 45: Augen-Salamanderübung – sicherer Blickkontakt und freier Kopf
- PVH 30: Lösen der Trapezius-Faszie
- PVH 31: Dreh- und Neigemuskel des Kopfes lösen
- PVH 32: Lösen des Kiefermuskels

PVH 58: Wut

Was passiert im Nervensystem bei Wut?

- Wut ist eine *hochenergetische Emotion*, die sich oft staut, wenn sie nicht ausgedrückt werden darf oder kann.
- Wird sie unterdrückt, entstehen *Spannungen in Kiefer, Bauch und Nacken*, manchmal auch Kopf- oder Rückenschmerzen.
- Das Nervensystem bleibt im *Sympathikus-Modus*, weil der Entladungsimpuls fehlt.
- *Ziel:* Die Wut sichtbar machen, ausdrücken, transformieren – ohne Schaden.

SOS-Strategien:

1. **Wutdrücken mit Tennisbällen**
   Nimm Tennisbälle in beide Hände und spüre die Wut in dir. Mit jeder Ausatmung drücke beide Bälle so fest mit den

Händen, wie es sich noch gut anfühlt. Spanne dabei den ganzen Körper an – Bauch, Beine, Gesicht und Kiefer. Lass dein Gesicht dabei hart und fies ausschauen und den Blick schmal und stechend.

Mit der Einatmung löse alles wieder. Werde weich in Gesicht und Körper.

Wiederhole diese Sequenz so oft, bis du keinen »Saft« mehr in dir hast und die Wut sich in Energie verwandelt hat. Auf diese Weise wird die Wut *verkörpert und kanalisiert* – ohne Schaden, aber mit voller Ladung.

2. **Die Wut aufs Papier entladen**

   Was du brauchst:

   - einen Stift (Kuli, Marker, Bleistift – egal)
   - ein DIN-A4-Blatt
   - einen ungestörten Moment.

   Setze dich. Halte den Stift in der Hand, das Blatt liegt vor dir. Spüre die Wut in deinem Körper. Wo sitzt sie? Im Kiefer, in der Atmung, in den Lippen, im Bauch?

   Warte auf den Impuls, in dem dein Körper von selbst aktiv werden will. Lass dem Stift einfach freien Lauf, ohne zu denken, ohne Kontrolle. Lass deine Hand die Wut in einer einzigen Bewegung – ohne abzusetzen – auf dem Blatt entladen. Diese Linie ist jetzt dein Wut-Ausdruck.

   Schau dir danach die Wut-Zeichnung an. Wie fühlst du dich jetzt? Wenn du magst, male alle scharfen Kanten, Ecken oder spitzen Linien rund und weich.

   Dadurch wird die rohe Wut harmonisiert und in einen Fluss gebracht – eine Technik, die vom neurographischen Zeichnen inspiriert ist.

Warum:

- Die Wut bekommt einen sicheren Ausdruckskanal, ohne dass du sie zurückhalten oder gegen dich richten musst.
- Die Kombination aus körperlicher Bewegung und visueller Verarbeitung wirkt direkt auf das autonome Nervensystem.

- Das Runden der Linien wirkt regulierend und führt zu einem inneren Abschluss.

Eine Pause zwischen Reiz und Reaktion

Wenn du wütend bist und spürst, dass du gerade imstande bist, etwas zu sagen, das du im Nachhinein bereuen könnest, zähle innerlich bis 10 und handle erst dann. Das Zählen hilft, den Neokortex wieder einzuschalten. Anstatt zu brüllen, kannst du sachlich an die Angelegenheit herangehen.

Weitere polyvagale Hausmittel:

- PVH 26: Molding – Formkraft aus dem Inneren
- PVH 27: Selbstbewusstsein aktivieren über den Quadrizeps
- PVH 28: Wandtrampolin – Spannung entladen, Kraft zurückholen

PVH 59: Schuld und Scham

Diese Notfallhilfe dient in Momenten von Selbstzweifel, Rückzug und innerer Unsichtbarkeit, d. h., wenn man sich mal wieder ganz klein fühlt, dazu, wieder in die Selbstannahme und Rückverbindung zu kommen.

Was passiert im Nervensystem bei Schuld und Scham?

- Das Nervensystem reagiert auf Schuld und Scham mit *sozialem Rückzug, Körperschrumpfung* oder sogar Erstarrung.
- Besonders Scham aktiviert das *dorsale vagale System* – wir wollen uns verbergen, kleinmachen oder verschwinden.
- Oft verkrampfen sich dabei auch *Kiefer, Bauch und Brustraum* – das Selbstgefühl zieht sich zurück.
- *Ziel:* Selbst-Mitgefühl, Würde, sanfte Rückverbindung und Selbstannahme wiederherstellen.

SOS-Strategien:

1. **Der würdevolle Blick**
   Setze dich aufrecht hin und erinnere dich an einen Moment, in dem du dich geschämt hast oder Schuld empfunden hast. Lass deinen Körper in diese Haltung fallen. Die Brust sinkt ein, der Kopf und der Blick gehen nach unten.

Beobachte, wie sich diese Haltung anfühlt, ohne sie zu bewerten.

Dann hebe langsam ein wenig deinen Blick und spüre, wann sich die Energie verändert, wenn du das machst. Was passiert mit deinen Gefühlen und Körperempfindungen?

Dann gehe wieder in die Haltung von »ich fühle mich klein und schuldig«. Vergleiche. Hebe dann wieder deinen Blick und beobachte, was sich verändert: Die Atmung wird freier, der Brustkorb öffnet sich ein wenig.

Mache das 3- bis 6-mal hin und her.

Am Ende sitzt du in einer für dich authentischen Haltung da, mit einem würdevollen Blick auf dich selbst. Sage innerlich oder laut: »So wie ich bin, bin ich in Ordnung! Ich darf Fehler machen.«

Denke noch mal an die Situation und spüre, ob die Reaktion deines Körpers nun anders ist als am Anfang.

Das nächste Mal, wenn du dich innerlich klein fühlst, nimm diese Haltung ein. Das Nervensystem reagiert unmittelbar auf die veränderte Haltung. Die eigene Würde und ein Gefühl für den Selbstwert werden wieder spürbar. Wiederholung schafft neuronale Alternativen zur Schamreaktion.

2. **Hand aufs Herz und Ho'oponopono**

Lege eine Hand auf dein Herz, die andere auf den Bauch. Schließe die Augen. Denke an die Situation, die dich belastet. Atme tief – und sprich innerlich oder laut den Satz:

»Es tut mir leid. Bitte vergib mir. Ich danke dir. Ich liebe dich, mich und euch.«

2–3 Runden

Spüre, wie sich dieser Satz in deinem Körper anfühlt, was er bewirkt.

Diese hawaiianische Vergebungsformel (*Ho'oponopono* bedeutet in etwa »in Ordnung bringen«) ist ein stilles Ritual zur Selbstklärung und Herzöffnung.

Weitere polyvagale Hausmittel:

- PVH 26: Molding – Formkraft aus dem Inneren
- PVH 27: Selbstbewusstsein aktivieren über den Quadrizeps
- PVH 29: »Arm Push« – deine Kraft in Bewegung bringen

PVH 60: Denkblockade

Diese Übungen helfen, wenn wir eine Denkblockade haben, ein Gefühl von »Watte im Kopf« oder unsere Gedanken »vernebelt« sind.

Was passiert im Nervensystem bei Brain Fog?

- Bei Überlastung, Stress oder Erschöpfung wird das Gehirn unterversorgt mit Sauerstoff, Bewegung und Impulsen.
- Die Folge: Das Denken verlangsamt sich, alles fühlt sich dumpf, neblig und unklar an.
- Gleichzeitig fehlt oft Bewegung im *Zwerchfell, im Spinalkanal und im oberen Rückenbereich,* was die Zirkulation von Sauerstoff, Liquor und Energie hemmt.
- *Ziel:* Das System durch sanfte Aktivierung, Atmung und Mobilisierung neu mit Energie versorgen.

SOS-Strategien:

1. **Schildkrötenhaltung**

   Mit der *Einatmung:* Ziehe die Schultern langsam Richtung Ohren und lasse den Kopf sanft nach hinten fallen.

   Mit der *Ausatmung:* Lass Schultern und Kopf wieder in die Ausgangsposition zurücksinken.

   (5–10 Wiederholungen)
   Diese Bewegung legt den inneren Gefahrenschalter um, steigert die Durchblutung im Gehirn und ermöglicht wieder klaren Fokus.

2. **Zwerchfelldusche**

   Atme lang durch die Nase ein und kurz durch den Mund mit einem »fffff« laut aus. Wiederhole dies 4x.

   Dann atme lang durch den Mund mit einem »fffff« laut aus und kurz durch die Nase ein. Wiederhole dies 4x.

Diese Übung aktiviert das Zwerchfell, fördert den Gasaustausch und versorgt dein Gehirn mit frischem Sauerstoff.

3. **Spinale Mobilisation – »Spinal Stretch«**
   Stell dich aufrecht hin, die Handflächen zeigen zum Boden.
   Mit der *Einatmung:* Beuge die Knie, verlängere deine Wirbelsäule über den Kopf nach oben, senke leicht das Kinn und drücke mit den Händen Richtung Boden.
   Mit der *Ausatmung:* Kehre zurück in die Ausgangposition.
   (3–6 Wiederholungen)
   Warum: Diese Übung mobilisiert den Spinalkanal – der Liquor (die Gehirnflüssigkeit) kann wieder zirkulieren, was den Kopf »klarer« macht.

Weiteres polyvagales Hausmittel:

- PVH 41: Die liegende Acht – Schwung für deine Brustwirbelsäule und dein Gleichgewichtssystem

PVH 61: Bildschirmüberlastung

Bei Sinnesüberreizung durch zu viel Bildschirmzeit, bei innerer Unruhe, Reizflimmern oder einem Gefühl von Abgetrenntheit vom Körper können diese Übungen helfen.

Was passiert im Nervensystem bei digitaler Überlastung?

- Das visuelle System ist im Dauerfokus – Mikroverspannungen in Augen, Stirn und Nacken sind die Folge.
- Gleichgewichtssystem und Körperwahrnehmung sind unterfordert – die Welt schrumpft auf Bildschirmgröße.
- Die Vagusaktivität sinkt, der Sympathikus läuft im Hintergrund weiter. Die Folge ist eine Reizüberflutung ohne Entladung.
- Die soziale Neurozeption ist gestört – fehlende echte Resonanz erschöpft emotional.
- Das Arbeitsgedächtnis ist überladen – Multitasking und Informationsflut blockieren Denkprozesse.

SOS-Strategien:

1. **Visuelle Entlastung**

   Augenentspannung: Augen schließen und Hände auflegen, auf das Schwarz hinter den Augenlidern konzentrieren. Ruhig atmen. 2 Atemzüge ein und 4 aus.
   (60 Sekunden oder länger)

   20-20-Regel: Alle 20 Minuten für 20 Sekunden in 6 Meter Entfernung blicken.

   Blick in die Natur: Lass deinen Blick auf etwas fallen, das lebendig und natürlich ist, z. B. eine Pflanze in deinem Zimmer, der Himmel, ein Baum vor deinem Fenster. Oder sieh bewusst auf Farben, auf ein Bild oder Prospekt, und beschreibe, welche Farben du siehst. Verweile mit deinen Augen mindestens 5 bis 20 Sekunden bei dem Objekt – oder so lange, bis ein Seufzer kommt.

   Wirkung: Farbensehen entspannt die Augen und entlastet das Nervensystem.

2. **Gleichgewichtssystem aktivieren**

   VOR: Blicke auf einen Punkt oder Buchstaben vor dir und bewege langsam deinen Kopf nach links und rechts. Mache die Bewegung so langsam, dass der Buchstabe dabei klar bleibt und nicht verschwimmt. So justierst du dein Gleichgewicht und dein visuelles System wieder.
   Wirkung: Durch die Aktivierung des Gleichgewichtssystems wird der sensorische Speicher entleert und es werden Verarbeitungsprozesse im Gehirn in Gang gesetzt.

3. **Reizentzug und Stille genießen**

   Geräusche stoppen: kein Podcast, keine Musik, nur Stille.

   Geräusche reduzieren: Ohrenstöpsel oder Kopfhörer mit Geräuschunterdrückung nutzen.

Weitere polyvagale Hausmittel:

- PVH 5: Sehen in Bewegung – den sensorischen Speicher entlasten
- PVH 45: Augen-Salamanderübung – sicherer Blickkontakt und freier Kopf

- PVH 7: Augenentlastung am Monitor
- PVH 38: Dein sicherer Blickanker – visuelle Erdung und innere Orientierung

PVH 62: Innere Leere und Taubheit

Bei einem Gefühl von Abwesenheit, »Nicht-da-Sein«, innerer Distanz oder wenn keine Freude mehr spürbar ist, sind die folgenden Übungen sinnvoll.

Was passiert im Nervensystem bei innerer Leere oder Taubheit?

- Das dorsale System übernimmt – der Körper geht in den Schutzmodus: Erstarrung statt Aktivität.
- Die Neurozeption erkennt keine Sicherheit – Rückzug in innere Isolation.
- Reizverarbeitung ist heruntergefahren, oft auch Wahrnehmung von Hunger, Durst, Lust, Emotion.
- Propriozeption und Interozeption sind gedämpft – der Körper wird »nicht mehr bewohnt«.
- Soziale Verbindung wird gemieden – auch das Gefühl für Nähe oder Kontakt ist blockiert.

SOS-Strategien:

1. **Den Körper wieder bewohnen**
   PVH 4: Das Fasziennetz aufwecken: die Faszien-Klopftechnik
   Klopfe mit den Fingerspitzen sanft über deine Kopfhaut, Gesicht, Hals- und Nackenmuskeln. Versuche dabei, die unterschiedlichen Empfindungen wahrzunehmen. Klopfe auch über Arme, Beine, Bauch, Po und Rücken.
   Wirkung: Klopfen weckt die Faszien auf und gibt dir ein Gefühl für deine Körpergrenzen.

Weitere polyvagale Hausmittel:

- PVH 48: Wie du über die Mundwinkel deine Stimmung beeinflussen kannst
- PVH 47: Das lebendige Gesicht – Strahlkraft entwickeln
- PVH 29: »Arm Push« – deine Kraft in Bewegung bringen
- PVH 37: Den Blick weiten – die periphere Wahrnehmung aktivieren

PVH 63: Stimmblockade

Was passiert im Nervensystem bei einem »Kloß im Hals« oder einer Stimmblockade?

Eine Stimmblockade passiert häufig, wenn das Nervensystem in einen Schutzmodus (z. B. Erstarrung, Freeze) wechselt. Dabei spannen sich die Muskeln im Hals- und Kehlkopfbereich an, die Atmung wird flach, und der Vagusnerv (insbesondere der ventrale Ast) ist unteraktiv. Das Ziel der PVH-Strategien ist es, die Spannung zu lösen, die Atmung zu vertiefen und die soziale Kommunikation (Stimme) wiederherzustellen.

SOS-Strategien:

1. **Sanftes Klopfen und Streichen am Hals und am Brustbein:** mit den Fingerspitzen sanft den Hals, das Brustbein und den oberen Brustkorb beklopfen oder ausstreichen.

   Wirkung: löst muskuläre Anspannung, stimuliert Haut- und Faszienrezeptoren und beruhigt das Nervensystem.
2. **Summen oder Brummen:** leises Summen oder Brummen (»mmm« oder »ng«) mit geschlossenem Mund.

   Wirkung: Die Vibrationen stimulieren den Vagusnerv im Kehlkopfbereich, lösen Spannung und fördern die Durchblutung.
3. **Tiefe Bauchatmung:** bewusst tief in den Bauch atmen, dabei die Hände auf den Bauch legen.

   Wirkung: aktiviert den ventralen Vagusast, entspannt das Zwerchfell und die Halsmuskulatur.
4. **Sanfte Stimmübungen:** Töne wie »Ah«, »Oh« oder »Uh« leise und ohne Druck tönen, dabei auf Vibrationen im Brustkorb achten.

   Wirkung: fördert die Resonanz und löst Blockaden im Stimmtrakt.

PVH 64: Tränen ohne Grund / emotionale Überflutung

Was passiert im Nervensystem bei emotionaler Überflutung oder wenn wir scheinbar ohne Grund in Tränen ausbrechen?

Was wie »grundlose Tränen« aussieht, ist oft ein Zeichen für ein überfordertes Nervensystem. Der ventrale Vagus (soziale

Verbundenheit, Regulation) ist gerade offline, und der dorsale Vagus (Erstarrung, Rückzug) oder ein sympathisches Muster (innere Alarmbereitschaft) übernehmen das Kommando. Diese Tränen sind keine Schwäche – sondern ein Hilferuf des Systems!

SOS-Strategien:

1. **Orientierung im Raum – »Ich bin hier«**
   - Langsames Umschauen: 5 Dinge sehen, 4 hören, 3 fühlen, 2 riechen, 1 schmecken.
   - *Warum:* Die Übung reaktiviert den präfrontalen Kortex, bringt dich ins Hier und Jetzt zurück (ventraler Vagus; siehe dazu auch Cozolino 2010).
2. **Laut ausatmen mit Stimmklang**
   - Nimm einen tiefen Atemzug, töne beim Ausatmen ein langes »Vuuuuu« oder »Mmmmmh«.
   - *Wirkung:* Vokalisieren und Ausatmung stimulieren den ventralen Vagus (Porges 2011).
3. **Berührung zur Selbstregulation**
   - Hand auf Herz oder Wange legen – warm, liebevoll, wie bei einem Kind.
   - Neuroaffektive Selbstfürsorge: Berührung beruhigt den Insularkortex und aktiviert Bindungsressourcen (Schore 2012).
4. **Mini-Kontaktimpuls: Wer kann mir gerade guttun?**
   - Eine Nachricht schreiben oder an eine vertraute Person denken.
   - Schon die Vorstellung von Verbindung kann Regulation fördern (siehe dazu Siegel 2012).
5. **Bewegung!**
   - Leichtes Schütteln, Wippen oder langsames Gehen.

   Wirkung: Motorische Aktivität hilft, erstarrte oder überflutete Energie wieder in Fluss zu bringen.

5 ALLTAGSZUSTÄNDE ERKENNEN: VERSCHIEDENE TYPEN VON NERVENSYSTEMEN

»Jedes menschliche Verhalten, sei es auch noch so komisch, steht im Dienste des Überlebens.«

Deb Dana (2022)

Der eine wird seine Wut hinausbrüllen, wenn er erfährt, dass der Partner ihn verlassen will, der andere wird bewusstlos zusammenbrechen und der Dritte wird sich sagen, lass uns doch noch mal darüber in Ruhe sprechen. Wie wir reagieren, hängt weder vom Zufall noch von der Vernunft oder dem Verstand ab, sondern davon, welcher Nervensystemtyp bei uns besonders ausgeprägt ist.

Genau hier setzt der *Polyvagal-Typen-Test* an. Vielleicht willst du gar nicht erst lange Theorie lesen, sondern direkt herausfinden, wie dein Nervensystem im Alltag tickt. Dafür ist er gedacht.

Unser Nervensystem kennt drei Grundzustände: *den dorsalen Typ* (Rückzug, Erstarrung), *den sympathikotonen Typ* (Kampf oder Flucht) und *den ventralen Typ* (Verbundenheit, Sicherheit). Jeder Mensch trägt alle drei in sich, aber meist gibt es einen Zustand, der im Alltag dominiert.

Durch den Fragebogen findest du heraus, welcher Typ bei dir aktuell am stärksten wirkt. Das Ergebnis hilft dir, die passenden polyvagalen Hausmittel auszuwählen, also genau die Übungen, die dein System am besten unterstützen.

Wichtig: Dieser Selbsttest ist ein Kompass, der die komplexen Zusammenhänge deines Nervensystems vereinfacht und dir Orientierung gibt. Er kann jedoch professionelle Beratung oder Therapie nicht ersetzen. Sieh ihn als Einladung zur Selbstreflexion – und als hilfreichen Startpunkt auf deiner Reise.

5.1 Der Polyvagal-Typen-Test

Die Ausführung:

Bitte kreuze die Antwortmöglichkeit an, die am besten deine aktuelle Situation beschreibt. Fange mit deiner privaten Situation an.

Wie verhältst du dich in deinem Alltag?

1. **Wie reagierst du auf unerwartete Veränderungen oder Unsicherheiten?**
   A) Ich ziehe mich innerlich zurück oder fühle mich hilflos.
   B) Ich werde hektisch, versuche Kontrolle zu gewinnen oder reagiere mit Widerstand.
   C) Ich bleibe neugierig und versuche flexibel zu bleiben.
2. **Wie gehst du mit deinen eigenen Gefühlen und Bedürfnissen um?**
   A) Ich nehme sie selten wahr oder ignoriere sie.
   B) Ich spüre sie, aber sie machen mich oft nervös oder ich reagiere impulsiv.
   C) Ich nehme sie bewusst wahr und kann darauf eingehen, ohne mich zu verlieren.
3. **Wie reagierst du, wenn du dich gestresst oder überfordert fühlst?**
   A) Ich ziehe mich zurück, werde still oder fühle mich wie erstarrt.
   B) Ich werde unruhig, gereizt oder versuche, das Problem aktiv zu lösen.
   C) Ich suche bewusst nach Möglichkeiten, mich zu beruhigen, und atme tief durch.

4. **Was tust du, wenn du merkst, dass dein Körper auf Gefahr oder Stress reagiert?**

A) Ich merke es oft erst spät oder gar nicht und bleibe in der Anspannung.

B) Ich versuche, mich abzulenken, oder gehe in die Konfrontation.

C) Ich erkenne die Signale und nutze gezielt kleine Übungen, um mich zu regulieren.

5. **Wie fühlst du dich, wenn du dich in einer großen Menschenmenge befindest?**

A) Ich fühle mich überfordert und möchte mich zurückziehen.

B) Ich fühle mich angespannt oder nervös.

C) Ich fühle mich verbunden und genieße die Gesellschaft.

6. **Wie reagierst du, wenn jemand dich kritisiert?**

A) Ich ziehe mich innerlich zurück oder fühle mich erstarrt.

B) Ich fühle mich angegriffen und werde defensiv.

C) Ich kann die Kritik ruhig aufnehmen und darüber nachdenken.

7. **Wie gehst du mit Konflikten um?**

A) Ich vermeide den Konflikt oder ziehe mich zurück.

B) Ich werde aufgeregt oder aggressiv.

C) Ich bleibe ruhig und versuche, die Situation zu lösen.

8. **Wie gehst du an neue Aufgaben und Projekte heran?**

A) Ich neige dazu, die Aufgabe zu vermeiden oder mich zurückzuziehen.

B) Ich bin motiviert, schnell zu handeln, und möglicherweise übertrieben reaktionsschnell.

C) Ich bleibe meist ruhig und gelassen und nutze meine sozialen Fähigkeiten, um Unterstützung zu erhalten.

9. **Wie gehst du mit unerwarteten Herausforderungen um?**

A) Ich fühle mich überwältigt und vermeide es, Entscheidungen zu treffen.

B) Ich werde nervös und versuche, schnell zu handeln.

C) Ich bleibe ruhig und überlege, bevor ich handle.

10. **Wie fühlst du dich, wenn du alleine bist?**

A) Ich fühle mich leer oder überwältigt.

B) Ich fühle mich unruhig und suche nach Ablenkung.

C) Ich genieße die Zeit und finde sie erholsam.

11. **Bist du licht- oder geräuschempfindlich?**

A) Wenn ich gestresst bin, ertrage ich keine Geräusche oder grelles Licht und ziehe mich zurück.

B) Ja, ich erschrecke mich sehr leicht.

C) Ich habe ein dickes Fell, Geräusche oder grelles Licht scheinen mir nichts auszumachen.

12. **Unter welchen Symptomen hast du in den letzten 6 Monaten verstärkt gelitten?**

A) Magen-Darm-Probleme, Verstopfung oder Durchfall, Reizdarm, Blasenschwäche

B) Herzrasen, Panikattacken und körperliche Verspannungen

C) Keine extremen Symptome

13. **Schwitzt du häufig?**

A) Ja, ich schwitze oft mit einem Gefühl der Überwältigung oder bei extremem Stress.

B) Ich neige dazu, bei Aufregung stärker zu schwitzen.

C) Häufiges Schwitzen ist bei mir weniger ausgeprägt, es sei denn, der Stress ist sehr intensiv.

14. **Wie schläfst du nach einem stressigen Tag?**

A) Ich schlafe viel, fühle mich aber trotzdem erschöpft.

B) Ich habe Schwierigkeiten, einzuschlafen, und wache oft auf.

C) Ich schlafe gut und erholsam.

15. **Wie sehr kannst du dich über die kleinen Dinge des Alltags freuen?**

A) Nein, in meinem Alltag gibt es nichts, worüber ich mich freuen könnte. Alles wirkt wie »grau in grau«.

B) Ich bin viel zu beschäftigt, als dass ich die kleinen Dinge wahrnehme. Ich fühle mich schnell gelangweilt, bin ungeduldig und auf der Suche nach Dingen, die mich befriedigen.

C) Ich freue mich über die kleinen Dinge und kann die Schönheit in den einfachen Dingen erkennen: ein netter Blick, Vogelgezwitscher, Sonne im Gesicht.

5.2 Testauswertung

Zähle, wie viele Kreuze du bei a), b) und c) gemacht hast. Je höher die Anzahl der Kreuze in einer Kategorie, desto stärker entspricht dieser Nervensystemtyp deinem Verhalten. Wenn die Zahlen ziemlich gleich sind, hast du ein ausgewogenes Nervensystem.

Die folgende Tabelle gibt dir einen Anhaltspunkt, welcher Nervensystemtyp momentan bei dir am dominantesten bzw. am schwächsten ausgeprägt ist.

Der dorsale Typ	Der sympathikotone Typ	Der ventrale Typ
Du hast den höchsten Wert bei a	Du hast den höchsten Wert bei b	Du hast den höchsten Wert bei c

Im Folgenden zeigen wir dir, was das für dich bedeutet und wie du damit umgehen kannst.

Antwort a: Der dorsale Typ – der Friedvolle

Wenn du die meisten Antworten bei a gegeben hast, bist du vorrangig der *Erstarrungs-/Rückzugs-Typ* (dorsaler Vagus). Dein Nervensystem reagiert auf Unsicherheit oft mit Rückzug, Erstarren oder innerer Taubheit. Du profitierst besonders von Übungen zur Körperwahrnehmung, sanfter Aktivierung und kleinen Schritten zurück ins soziale Miteinander.

Entwicklungsgeschichtlich hat der dorsale Typ schon 500 Millionen Jahre auf dem Buckel. Er ist also ein alter Hase und hat schon so ziemlich alles gesehen, was es zu sehen gibt. Er besitzt Nerven wie Drahtseile. Ihn bringt so schnell nichts aus der Ruhe. Beschreiben lässt er sich als eine friedvolle Seele, die die Stille und das Alleinsein liebt. In seinen Bewegungen ist der dorsale Typ eher langsam, aber kraftvoll und ausdauernd. Er braucht nicht viel, um zufrieden zu sein. Ein Dach über dem Kopf, etwas zu essen, ein warmes Bett und ein Klo. Jeglicher Trubel ist ihm zu viel. Er fühlt sich dann am sichersten und glücklichsten, wenn er von anderen Menschen in Ruhe gelassen wird und er einfach seinen Job machen kann. Er sorgt mit großem Verantwortungsbewusstsein für eine ordentliche Verdauung und dafür, dass sich der Körper entspannen, regenerieren und heilen kann.

Wenn der Dorsale in seiner Kraft ist: Wenn der Dorsale in seiner Kraft ist, dann schenkt er uns Erdung und Wurzeln. Er gibt uns die nötige Ausdauer, um bei Langzeitprojekten am Ball zu bleiben. Er schenkt uns eine natürliche Ausstrahlung und Schönheit, die von innen kommt. Die Haare sind glänzend, die Haut ist prall und rosig und die Nägel sind fest. Wir fühlen uns stabil und getragen. Auf der psychischen Ebene glauben wir an uns und unser Vorhaben. Wir sind innerlich unerschütterlich, der Fels in der Brandung.

Seine besondere Strategie in Gefahrensituationen: Der Dorsale hat die Fähigkeit, Prozesse abzubremsen. Wenn der Körper einer Lebensgefahr ausgesetzt ist, kann er ganz plötzlich auf die Notbremse drücken und das gesamte Herz-Kreislauf-System lahmlegen. In seinem Medikamentenkoffer hat er hohe Dosen an Beruhigungsmitteln, Sedierungsmitteln und Schmerzmitteln zur Verfügung, welche er dann ausschüttet, wenn er befürchtet, dass das Leben endet. Er kann einen Totstellreflex herstellen, um Fressfeinde zu irritieren und sie davon abzubringen, den Körper zu fressen. Im Falle des Gefressenwerdens bekommen wir, dank der Sedierung, nichts mit. Kommen wir mit dem Leben davon, dann geht er von der Bremse, der Körper wacht auf und befreit sich durch Schütteln und Zittern von den Sedierungs- und Beruhigungsmitteln, sodass er wieder in einen Normalzustand wechseln kann und das Herz-Kreislauf-System erneut in Fahrt kommt.

Die Bremse im Alltag: Aber nicht nur bei lebensgefährlichen Situationen drückt er auf die Bremse, sondern auch bei Dingen, die das Stammhirn als unsicher einstuft. Er kann Kraft und Beweglichkeit reduzieren, wenn ihm etwas nicht ganz koscher ist. Dazu drückt der Dorsale auf die innere Stopptaste, welche einen Reflex auslöst, der unsere Bauchmuskeln und die Atmung fest werden lässt, um den Körper von der Gefahrenquelle zurückzuziehen. Wenn wir über die Straße gehen wollen, kann die dorsale Bremse mit dem Stoppreflex uns im letzten Augenblick davon abhalten, weiterzulaufen, weil sie ein Auto wahrgenommen hat, das wir übersehen haben: eine sehr kluge Einrichtung der Natur, die uns im Alltag schon oft vor den Konsequenzen unbesonnener Aktionen bewahrt hat.

Wenn der dorsale Typ aus der Balance kommt: Wenn der Dorsale auf der Bremse steht, fühlt er sich nicht mehr sicher. Er wechselt in den sogenannten Schutzmodus. Wenn der Dorsale es nicht schafft, die Bremse wieder zu lösen, dann hat das gravierende Auswirkungen auf körperlicher, emotionaler und kognitiver sowie zwischenmenschlicher Ebene.

Körperliche Ebene

Chronische Erschöpfung

Verdauungsprobleme

Atemnot oder Herzbeschwerden

Psychische Ebene

Ein Gefühl der inneren Leere und Taubheit/Hilflosigkeit

»Die Welt ist ein schrecklicher Ort«

Bewegung wird als unsicher erlebt

Bindegewebe und Muskulatur/Körperhaltung

Außen schwammig, innen starr

Eingefallene Brust, eingezogenes Becken

Ausdrucksloses Gesicht mit harter Kieferpartie

Zwischenmenschlich

Misstrauen in Beziehungen

Isolation und Rückzug

Kann schlecht vertrauen

Sinnesverarbeitung: Der dorsale Typ neigt bei Überforderung dazu, in den Unterfokus zu gehen. Die Augen sehen nur noch diffus. Der Blick wird weit und verschwommen. Gegenstände und Geräusche rücken in weitere Entfernung. Der Dorsale kann stundenlang vor sich hin glotzen und schafft es nicht, in Aktion zu kommen. Generell vermeidet der Dorsale zu viele Reize, da sein System schnell in Unsicherheit und Überforderung gerät.

Bei Übungen für dieses System solltest du beachten: Wie beim Autofahren muss dein System erst lernen, wie es sanft Gas geben kann, ohne das Herz dabei zu sehr zu belasten, da ansonsten die Gefahr besteht, eine Stressreaktion auszulösen. Deine Neurozeption darf lernen, dass Bewegung Spaß macht, dass nicht alle Menschen potenziell schlecht sind und dass das Leben mehr zu bieten hat, als sich vor allem zu verstecken und zurückzuziehen.

Übungen, welche deine Bauchmuskeln aufwecken, helfen dir, aus der Erstarrung zu kommen, und unterstützen deine Wirbelsäule dabei, sich leichter aufzurichten.

Leichte Muskelaktivierungen der Oberschenkelmuskeln und der Arme aktivieren sanft den Sympathikus und bringen dich in einen Zustand der Kraft.

Alle Vagus-Übungen aus der Kategorie »in Verbindung kommen« aktivieren den ventralen Ast und helfen deinem Bodyguard, Zeichen von Sicherheit zu empfangen. Der ventrale Ast verhält sich wie ein Gentleman: Er hält sich diskret im Hintergrund, bis man ihn zum Tanz auffordert – und dann zeigt er, was er kann. Halte Ausschau nach den schönen Dingen in deinem Alltag: schmackhaftes Essen, gute Düfte, wohnliche Atmosphäre. Übe dich darin, mehr Achtsamkeit in deine Sinne zu bringen. Was hörst du, siehst du, schmeckst du, riechst du? Schaue schöne Filme, höre anregende Musik. Das unterstützt den sinnlichen Anteil des Wächters. Je mehr er buchstäblich »zu Sinnen kommt«, desto mehr wird ihm bewusst, dass es in den meisten Fällen völlig unnötig ist, auf der Bremse zu stehen. Dass es Menschen gibt, die freundlich sind und es gut mit ihm meinen. Du kannst alles ausprobieren, solange du Spaß an der Sache hast. Lerne, auf deine inneren Regungen und Impulse zu achten. Lerne, klare Grenzen zu setzen. Lerne, klar Ja und Nein zu sagen.

PVH-Tools für den dorsalen Typ

In Verbindung kommen:

PVH 4: Das Fasziennetz aufwecken: die Faszien-Klopftechnik
PVH 47: Das lebendige Gesicht – Strahlkraft entwickeln
PVH 48: Die Kraft deiner Mundwinkel
PVH 38: Dein sicherer Blickanker
PVH 46: Vagus-Ohrmassage – Entspannung für Trommelfell, Nervensystem und Herz
PVH 9: Herzkohärenz über positive Emotionen erzeugen
PVH 12: Bringe Ordnung in deinen natürlichen Atemrhythmus.

Befreie deine Atmung:
PVH 13: Seufzende Ausatmung
PVH 14: Tiefe Rückenatmung
PVH 15: Die Stress-Regulationsatmung
Stabilität spüren:
PVH 24: Stabilität von innen
PVH 25: Wirbelsäulenabrollen – die Körperarchitektur ausrichten
PVH 26: Molding – Formkraft aus dem Inneren
Powerproprioception:
PVH 27: Selbstbewusstsein aktivieren über den Quadrizeps
PVH 29: »Arm Push« – deine Kraft in Bewegung bringen
PVH 28: Wandtrampolin – Spannung entladen, Kraft zurückholen
Löse die Reflexe:
PVH 33: Die Stoppreflex-Release-Übung
PVH 30: Lösen der Trapezius-Faszie
PVH 31: Dreh- und Neigemuskel des Kopfes lösen
PVH 32: Lösen des Kiefermuskels
Finde dein Gleichgewicht:
PVH 17: Justiere deinen inneren Kompass – finde deine Mitte
PVH 40: Sterndiagramm-Übung: den Kopf balancieren und die Nackenmuskeln aktivieren

Antwort b: Der sympathikotone Typ – der Abenteurer

> Du bist der *Kampf-/Flucht-Typ* (Sympathikus). Bei Unsicherheit gehst du in Aktion, wirst unruhig oder kämpferisch. Für dich sind Strategien zur bewussten Beruhigung, Atmung und Achtsamkeit hilfreich, um wieder in einen Zustand von Sicherheit und Verbundenheit zu kommen.

Im Vergleich zum dorsalen Typ ist der sympathikotone Typ mit seinen 450 Millionen Jahren noch recht jugendlich. Er fühlt sich am sichersten, wenn er etwas tun kann. Er ist ein Abenteurer und braucht Bewegung und Action wie die Luft zum Atmen. Sein Wunsch ist es, die Welt zu erkunden und zu erobern. Sein Bestreben ist es, etwas zu erschaffen, auf das er stolz sein kann. Er liebt es, sich im Sport oder im Spiel zu beweisen, sich mit anderen zu messen oder beruflich herausragende Leistungen zu erzielen.

Als Gaspedal des Körpers steht er mit dem Herz-Kreislauf-System in Verbindung und veranlasst, dass unser Herz kräftig schlägt und Blut durch die Adern gepumpt wird. Er lässt die Lungen weiten, damit wir beim Einatmen mehr Sauerstoff aufnehmen können. Er lässt den Puls nach oben steigen und den Blutdruck erhöhen. Der trägt dazu bei, dass wir uns wohlfühlen und unsere Muskeln gut durchblutet werden.

Er veranlasst die Schweißbildung, um den Körper abzukühlen, und hemmt die Verdauung. Dort, wo der dorsale Typ Prozesse verlangsamt, beschleunigt sie der Sympathikus. Dem Sympathikus sind Dinge, die zu lange dauern, zuwider. Er hat nicht viel Geduld zum Essen oder zum Verdauen. Sein Bestreben ist es, vorwärtszukommen.

Wenn der Sympathikus in seiner Kraft ist: Dann macht das Leben Spaß, denn ihm ist keine Herausforderung zu groß. Er ist mutig und risikofreudig, weil er weiß, dass es Lösungen gibt – und falls man auf die Schnauze fällt, kann man wieder aufstehen. Der Sympathikus hilft uns dabei, nicht nur zu träumen, sondern unsere Träume auch wahr werden zu lassen.

Seine besondere Strategie in Gefahrensituationen: In Gefahrensituationen reagiert er auf das Gefühl der Angst mit dem Drücken des Alarmknopfes, auf dem groß und fett »Stress« steht. Das Gaspedal wird bis zum Anschlag durchgedrückt. Die Nebennieren werden angeregt, einen Hormoncocktail zu produzieren, der vorwiegend aus Starkmacher- und Wachmacherhormonen besteht (Adrenalin und Noradrenalin). Dieser Trank lässt den Puls nach oben schießen und bringt das Herz zum Rasen. Angst verwandelt sich in Wut und Aggression. Das Muskelgewebe wird fest und das Fasziengewebe versteift sich, damit der Körper schmerzunempfindlicher gegen Schläge und Bisse wird. Der Kiefer spannt sich an. Dadurch wird ein Gefühl von Selbstbewusstsein erzeugt. Gleichzeitig reduziert sich das Mitgefühl, damit wir ohne schlechtes Gewissen zuschlagen oder fliehen oder einen Angreifer durch Schreien in die Flucht schlagen können. Ist der Angreifer besiegt oder konnten wir erfolgreich fliehen, werden die Abfallprodukte des Hormoncocktails (Cortisol) durch ein tiefes Seufzen der Erleichterung, gefolgt von einem lauten Jubelschrei und einem Freudentanz abgebaut und der Körper kehrt zurück in den Normalzustand.

Moderne Welt: In unserem modernen Leben ist der Sympathikus sehr gefordert. Er reagiert – neben der Stressantwort auf Gefahr – mit positivem Stress sehr stark auf Belohnungsreize. Dazu drückt er auf die Starttaste, die den Körper reflexartig veranlasst, nach vorn zu gehen. Dafür verkürzt er die Muskeln im unteren Rücken und Nacken, um schnell in Bewegung zu kommen. Wenn das Handy vibriert, lässt ihn der Startreflex ohne darüber nachzudenken nach dem Telefon greifen. Wenn der Wecker klingelt, lässt er uns aus dem Bett springen. Wenn bei Instagram jemand einen positiven Kommentar hinterlassen hat, veranlasst uns dieser Reflex, weitere Inhalte zu posten. Wenn wichtige Termine anstehen, hilft uns der Startreflex, schnell von A nach B zu kommen. Wenn uns jemand um einen Gefallen bittet wie: »Könntest du heute auf mein Baby aufpassen?«, macht dieser Reflex, dass wir Ja sagen, obwohl wir gerade mit etwas anderem beschäftigt sind.

Allerdings haben dieser angeborene Startreflex und die Stressantwort ihren Preis, wenn der sympathikotone Typ es nicht schafft, vom Gaspedal herunterzugehen und sich zu regulieren. Dies hat Auswirkungen auf unsere körperliche und psychische Gesundheit und auf die Beziehungsgestaltung.

Körperliche Ebene
Herzrhythmusstörungen und Bluthochdruck
Chronische Nacken- und Kieferverspannungen
Psychische Ebene
Burn-out
Starke Stimmungsschwankungen / Jähzorn
Konzentrations- und Merkschwäche
Bindegewebe und Muskulatur / Haltung
Pralles, festes Gewebe, schlecht verschieblich
Überaufgerichtete Körperhaltung im Hohlkreuz
Gesicht angespannt, Augen überfokussiert

Kognitiv
»Das Leben ist anstrengend«
»Ich muss perfekt sein, damit ich geliebt werde«
»Wenn ich mich ausruhe oder entspanne, passiert etwas Schreckliches«
Zwischenmenschlich
Konkurrenzdenken und Selbstoptimierungswahn
Dominanzgebaren, geringe Empathie
Ungeduld, kann nicht zuhören

Sinnesverarbeitung: Die Sinne des sympathikotonen Typs sind geschärft. Die kleinen Muskeln im Ohr straffen das Trommelfell. Es werden überwiegend hohe Töne wahrgenommen, welche das Gefühl der Sorge weiter verstärken. Die Augen sind unruhig und überfokussiert. Der Blick kann nicht lange bei einer Sache verweilen, sondern scannt permanent den Raum. Ihm fällt es schwer, Blickkontakt zu halten oder sich längere Zeit auf eine Tätigkeit zu konzentrieren. Sympathikotone Typen können Schwierigkeiten haben, in der Weite deutlich zu sehen, wohingegen die Nahsicht in der Regel besser funktioniert.

Dein Bodyguard neigt in Stresssituationen dazu, zügig in den Kampf- oder Fluchtmodus zu schalten. Dies äußert sich durch erhöhte Wachsamkeit, Nervosität und Reizbarkeit. Dein Wächter ist darauf vorbereitet, schnell zu reagieren, was in Gefahrensituationen hilfreich ist, aber auch zu Überreaktionen führen kann.

Bei Übungen für dieses System solltest du beachten: Für dich ist es wichtig, den guten dorsalen Anteil zu stärken, indem du mehr Erdung und Stabilität ins System bringst. Der bringt Ruhe ins System und hilft deiner Neurozeption, nicht immer auf die Alarmtaste zu drücken, sobald jemand deine emotionalen Knöpfe drückt. Er hilft dir, nicht alles gleich persönlich zu nehmen und die Dinge mit etwas mehr Abstand zu betrachten. Lerne, deinen Atem in den unteren Rücken zu schicken (PVH 14). Das hilft deiner Zündschnur, länger zu werden und mehr Geduld zu haben. Entspanne immer wieder deine Augenmuskeln. Übe dich darin, deinen Blick weich und weit werden zu lassen (Peripherwahrnehmung). Eine Blickstabilisation von mehreren Sekunden hilft deinem Nervensystem, sich zu beruhigen. Powernaps sind für dein System ein wahres Wundermittel!

Gleichzeitig kannst du deinen Bodyguard darin unterstützen, gelassener zu bleiben und Stress abzubauen, indem du deine Muskeln und Reflexe trainierst in dem Sinne, dass sie Kraft entwickeln können und elastisch bleiben. Das gibt deinem Bodyguard das Gefühl von Handlungsspielraum. Er kann kämpfen, muss aber nicht. Achte darauf, dass du zu Beginn des Trainings immer unterhalb der Belastungsgrenze bleibst, sonst verfällt dein System leicht in den Stressmodus. Mach viele Pausen, um deinem Gehirn genügend Zeit zu geben, neue Trainingsreize zu verarbeiten.

PVH-Tools für den sympathikotonen Typ

Stabilität durch Entspannung:

PVH 22: Die Hara-Übung – Ort der Souveränität

PVH 26: Molding – Formkraft aus dem Inneren

Lenke deinen Atem:

PVH 12: Bringe Ordnung in deinen natürlichen Atemrhythmus

PVH 13: Seufzende Ausatmung

PVH 14: Tiefe Rückenatmung

PVH 15: Die Stress-Regulationsatmung

Augentraining:

PVH 38: Dein sicherer Blickanker – visuelle Erdung und innere Orientierung

PVH 39: Blickverlangsamung – über die Augen zur inneren Ruhe finden

PVH 37: Den Blick weiten – die periphere Wahrnehmung aktivieren

Neuroästhetik:

PVH 20: Neuroästhetik – dem Bodyguard eine Freude machen

Den sensorischen Speicher entleeren:

PVH 7: Augenentlastung am Monitor

PVH 5: Sehen in Bewegung – den sensorischen Speicher entlasten

In die Mitte kommen:

PVH 17: Justiere deinen inneren Kompass – finde deine Mitte

PVH 24: Stabilität von innen
PVH 25: Wirbelsäulenabrollen – die Körperarchitektur ausrichten
In Verbindung kommen:
PVH 30: Lösen der Trapezius-Faszie
PVH 31: Dreh- und Neigemuskel des Kopfes lösen
PVH 32: Lösen des Kiefermuskels
Löse den Startreflex:
PVH 34: Den Startreflex lösen – für einen entspannten Rücken

Antwort c: Der ventrale Typ – der Sinnliche

> Du bist der Selbstregulations-/Verbindungs-Typ (ventraler Vagus). Du kannst dich meist sicher fühlen, dich selbst regulieren und soziale Nähe zulassen. *Die polyvagale Hausapotheke* bietet dir weitere Möglichkeiten, deine Resilienz zu stärken und auch in schwierigen Situationen flexibel zu bleiben.

Der ventrale Vagus ist mit 400 Millionen Jahren der jüngste Vertreter. Als Jungspund innerhalb der autonomen Hierarchie hat er seine kindlichen Eigenschaften bewahrt und fühlt sich am sichersten im Kontakt mit Menschen, die er als verlässlich und lesbar einstuft. Er liebt Gesichter mit lebendiger Mimik, deren Augen beim Lachen funkeln. Er lauscht am liebsten angenehmen Stimmen, die über eine schöne Sprachmelodie und einen warmen und freundlichen Stimmklang verfügen. Er mag Rituale, den Tagesablauf und warmes Essen.

Wir bezeichnen ihn als den Sinnlichen. Er hat ein hohes Empfinden für die schönen Dinge im Leben, sei es ein gutes Essen, der atemberaubende Sonnenuntergang, ein angenehmer Geruch oder ansprechende Farben. Er erfährt die Welt über seine sechs Sinne. Er liebt Musik, Kunst, Tanz und Poesie und ist gerne kreativ.

Er fungiert als eingebauter Herzschrittmacher. Seine Aufgabe ist es, Herzschlag, Puls und Blutdruck zu regulieren. Vergleichbar mit der Handbremse eines Fahrrades kann er den Herzschlag sanft abbremsen oder beschleunigen, ohne dabei in den Stressmodus zu wechseln oder das System gleich lahmzulegen.

Messen kann man ein gesundes Herz an einer hohen Herzrhythmusvariabilität. Dies ist dann der Fall, wenn die Abstände zwischen den einzelnen Schlägen variieren. Dadurch ist das Herz in der Lage, sich rasch anzupassen.

Der Ventrale wirkt wie ein schützender Schirm auf unser Herz. Wenn er da ist, dann können der Sympathikus und der dorsale Typ ihren körperlichen Aufgaben wie Verdauung und Herztätigkeit nachgehen.

Seine besondere Strategie in Gefahrensituationen: Sobald er sich unsicher fühlt, verschwindet er von der Bildfläche und lässt den anderen beiden Nervensystemtypen den Vortritt. Bei Anzeichen von Gefahr holt er erst den Sympathikus aus der Reserve, und wenn der mit Kämpfen oder Fliehen nicht weiterkommt, dann wird dieser vom Dorsalen abgelöst, der dem System einen Befehl zum Shutdown gibt.

Im modernen Alltag: Aufgrund seiner hohen Aufnahmefähigkeit und Sensibilität ist der Ventrale rasch von Reizen überflutet, wenn wir ihn zu lange einseitigen Belastungen aussetzen und nicht dafür sorgen, dass seine Sinne regelmäßig stimuliert werden (siehe Abschnitt 1.4). Einseitige Computerarbeit oder Bewegungsmangel beziehungsweise Tätigkeiten, die monoton sind, bringen ihn an seine Belastungsgrenze. Zu viel reden, zu viele soziale Kontakte. Überlastung des visuellen Systems durch Handy und PC, Überlastung des auditiven Systems durch ständige Musikbeschallung oder Lärm (Schule, Kindergarten, Disco, Nachbarn) bringen ihn an sein Verarbeitungslimit.

Weil er in der autonomen Hierarchie an erster Stelle steht, beeinflusst er durch seine Überreizung die anderen beiden Systeme und stürzt unser Herz in ein Chaos und Unordnung.

Wenn der Ventrale in seiner Kraft ist: Der Ventrale kann verzaubern und bringt eine liebevolle Energie in alles, was wir tun. Er kann dem schlimmsten Griesgram ein Lächeln entlocken oder dem härtesten Businessman eine Träne der Rührung ins Auge zaubern. Er schenkt uns winzige Momente des Glücks. Er lässt uns sicher fühlen, wie wir uns als Kind sicher gefühlt haben. Er hilft uns dabei, einfach nur zu sein. Er hat kein Interesse an Machtspielchen, an Konkurrenzdenken oder Optimierungswahn. Ihm ist es egal, welchen Job jemand hat oder ob jemand arm oder reich ist. Für ihn zählt, ob er sich mit einer anderen Person sicher fühlen kann. Dann kann er das Herz ganz weit öffnen und selbst Signale von Sicherheit senden. Und wir empfinden Liebe und Glück im einfachen Miteinander.

Wenn der ventrale in Balance ist, dann erkennen wir das an folgenden Merkmalen:

Körperliche Ebene
Bewegungen wirken leicht, fließend und koordiniert
Faszien sind elastisch, Muskeln können Kraft *und* Entspannung gleichermaßen entwickeln
Atmung ist frei, rhythmisch und umfasst den ganzen Brustkorb
Psychische Ebene
Stabile Grundstimmung, Vertrauen ins Leben
Freude am Kontakt mit anderen Menschen
Fähigkeit, Herausforderungen mit Gelassenheit und Neugier zu begegnen
Bindegewebe und Muskulatur / Haltung
Natürliche Aufrichtung, gut im Schwerkraftfeld balanciert
Gesicht offen, Augen lebendig und interessiert
Bewegungen sind fein abgestuft und innerlich »beseelt«
Kognitiv
Klare Wahrnehmung und gutes Erinnerungsvermögen
Fähigkeit, flexibel zu denken und kreative Lösungen zu finden
Konzentration ohne Überforderung möglich
Zwischenmenschlich
Empathie und echtes Zuhören
Fähigkeit, Nähe und Distanz auszubalancieren
Erlebt Beziehungen als Ressource und Sicherheit

Herzlichen Glückwunsch! Dein Bodyguard befindet sich häufig in einem Zustand der sozialen Verbundenheit und Sicherheit. Du kannst gut mit Stress umgehen und findest leicht zurück in die Entspannung. Dein Bodyguard fördert Ruhe und die Fähigkeit, positive soziale Beziehungen zu pflegen.

Bei Übungen für dieses System solltest du beachten: Aber auch der ventrale Typ kann Gefahr laufen, belastet zu werden. Selbst die schönsten und angenehmsten Dinge können zur Belastungsprobe werden, wenn wir zu viel davon tun. Wenn wir zu viel von der Lieblingsschokolade essen, schmeckt sie nicht mehr.

Wenn der Ventrale überlastet ist, dann hilft nur eins: eine Pause und Reizdetox. Türen zu! Ohrenstöpsel und Schlafmaske helfen Wunder bei der Sinnesüberreizung. Digitales Detox oder Hausmittel, die deinen sensorischen Speicher entleeren, sind angesagt. Achtsamkeitsübungen mit Fokus auf das Hier und Jetzt regulieren deine Sinne. Sanfte Atemübungen und achtsames Beobachten der inneren Prozesse helfen deinem System dabei, sich wieder zu finden und zu balancieren.

PVH-Tools für den ventralen Typ

Soziale Abgrenzung:

PVH 49: Die Kraft eines klaren Neins

PVH 45: Augen-Salamanderübung – sicherer Blickkontakt und freier Kopf

PVH 46: Vagus-Ohrmassage

Digitaler Detox:

PVH 5: Sehen in Bewegung – den sensorischen Speicher entlasten

PVH 6: Digitale Detox-Tipps für eine erfolgreiche Umsetzung

PVH 7: Augenentlastung am Monitor

Herzkohärenz:

PVH 9: Herzkohärenz über positive Emotionen erzeugen

PVH 11: Herzregulation bei Herzrasen oder nächtlicher Unruhe

PVH 16: Wie du über den Atem belastende Ereignisse und negative Emotionen regulieren kannst

Reflexe lösen:

PVH 30: Lösen der Trapezius-Faszie

PVH 31: Dreh- und Neigemuskel des Kopfes lösen

PVH 32: Lösen des Kiefermuskels

Nacken entlasten:

PVH 40: Sterndiagramm-Übung: den Kopf balancieren und die Nackenmuskeln aktivieren

Kalibriere deine Sinnessysteme:

PVH 4: Faszienklopfen

PVH 17: Justiere deinen Kompass

PVH 42: Den Blick stabil halten – den Kopf bewegen (VOR)

Danksagung

Wir möchten all jenen von Herzen danken, die dieses Buch erst ins Leben gerufen haben. Ohne ihre Unterstützung wäre *Die polyvagale Hausapotheke* vermutlich nicht mehr als ein wildes Sammelsurium verstreuter Notizen geblieben – irgendwo zwischen Sympathikus und Parasympathikus verloren und unerreichbar.

Unser besonderer Dank gilt den Menschen, die uns mit unerschütterlicher Geduld, inspirierenden Impulsen und behutsamer Co-Regulation begleitet haben: den Vordenkern der Polyvagal-Theorie, deren Forschergeist uns lehrte, dass der Vagusnerv weit mehr als ein stiller Untermieter ist – vielmehr unser innerer Bodyguard und zuweilen auch unser augenzwinkernder Coach.

Nicht zuletzt gilt unser Dank euch, liebe Leserinnen und Leser. Ihr seid die wahren Protagonistinnen dieser Reise, denn ihr habt den Mut, euch auf das Abenteuer eures eigenen Nervensystems einzulassen. Möge dieses Buch für uns alle, die an die Kraft der Heilung glauben, ein wertvoller Impuls sein.

Mit ventraler Verbundenheit

Larissa und Herbert Grassmann

Die polyvagale Hausapotheke – PVH-Tools für dein Nervensystem

Literatur

Allen, J., S. Born, S. Damerow, R. Kuhnert, J. Lemcke, A. Müller, T. Weihrauch u. M. Wetzstein (2021): Gesundheit in Deutschland aktuell (GEDA 2019/2020-EHIS) – Hintergrund und Methodik. *Journal of Health Monitoring* 6 (3): 72–86. DOI: 10.25646/8558.

Bond, M. (2012): Body Mandala: Posture, Perception, and Presence. Rochester, VT (Healing Arts).

Byrne, A. (2020): The singing athlete: brain-based training for your voice. New York (Andrew Byrne Studio).

Čechov, M. A. (2022): Lektionen für den professionellen Schauspieler / Michael Tschechow. Nach Notizen transkribiert und zusammengestellt von Deirdre Hurst du Prey. Hrsg. von A. Rey u. M. Wintsch. Berlin (Alexander); Neuausg.

Chekhov, M. (2014): To the actor: on the technique of acting. Mansfield Centre, CT (Martino); Reprint of 1952 ed.

Cozolino, L. (2010): The Neuroscience of Human Relationships: Attachment and the Developing Social Brain. New York (Norton).

Dana, D. (2022): Der Vagus-Nerv als innerer Anker: Angst und Panik überwinden, Ruhe und Stärke finden – Übungen zum Aktivieren der Selbstheilungskräfte. München (Kösel).

Doidge, N. (2018): Wie das Gehirn heilt: Neueste Erkenntnisse aus der Neurowissenschaft – Geschichten der Heilung von der Front der Hirnforschung. Weinheim (Campus).

Fuchs, T. (2002): Zeit-Diagnosen: Philosophisch-psychiatrische Essays. Dietzenbach (Die Graue Edition).

Grassmann, H. (2024): Die Polyvagal-Theorie – Sicherheit durch soziale Verbundenheit. *Psychotherapie* 29 (1): 107–116. DOI: 10.30820/2364-1517-2024-1-107.

Grassmann, H., S. W. Porges a. M. Stupiggia (2025): Somatic-oriented therapies: embodiment, trauma, and polyvagal perspectives. New York (W. W. Norton).

Grassmann, H., M. Stupiggia a. S. W. Porges (2023): The science of embodiment: trauma, body, and relationship. *International Body Psychotherapy Journal* 22 (1): 149–158.

Grassmann, L. (2023): Faszien und Vagusnerv. Der heiße Draht zum Wohlbefinden. *Die Säule* (Mitgliederzeitschrift des Forums Gesunder Rücken – Besser leben e.V.) 4: 24–30. Verfügbar unter: https://www.forum-ruecken.de/die-saeule/.

Hanna, T. (2016): Beweglich sein – ein Leben lang. Die heilsame Wirkung körperlicher Bewusstheit. München (Kösel), 4. Aufl., S. 74.

HeartMath Deutschland (o. J.): Die wissenschaftlichen Grundlagen des HeartMath® Systems. Verfügbar unter: https://www.heartmathdeutschland.de/die-methode/ [25.6.2025].

Hitier, M., S. Besnard a. P. F. Smith (2014): Vestibular pathways involved in cognition. *Frontiers in Integrative Neuroscience* 8: 59. DOI: 10.3389/fnint.2014.00059.

Holmes, T. H. a. R. H. Rahe (1967): The social readjustment rating scale. *Journal of Psychosomatic Research* 11 (2): 213–218. DOI: 10.1016/0022-3999(67)90010-4.

Jackson, J. H. (1884): The Croonian Lectures on Evolution and Dissolution of the Nervous System. *British Medical Journal* 1 (1215): 660–663. DOI: 10.1136/bmj.1.1215.660. Verfügbar unter: https://www.bmj.com/content/1/1215/703 [10.9.2025].

Kearney, B. E. a. R. A. Lanius (2022): The brain-body disconnect: a somatic sensory basis for trauma-related disorders. *Frontiers in Integrative Neuroscience* 16. DOI: 10.3389/fnins.2022.1015749.

LeDoux, J. (1996): The Emotional Brain. New York (Simon & Schuster).

Lienhard, L. (2019): Neuronale Heilung: Mit einfachen Übungen den Vagusnerv aktivieren – gegen Stress, Depressionen, Ängste, Schmerzen und Verdauungsprobleme. München (Riva).

Linklaters, K. (2007): Freeing the natural voice. London (Nick Hern Books).

Maté, G. (2023): Vom Mythos des Normalen: Wie unsere Gesellschaft uns krank macht und traumatisiert. München (Kösel), 4. Aufl.

McEwen, B. S. (2007): Das gestresste Gehirn: Wie Stress uns krank macht und wie wir uns davor schützen können. Heidelberg (Spektrum Akademischer Verlag).

Porges, S. W. (2011): The polyvagal theory: neurophysiological foundations of emotions, attachment, communication, and self-regulation. New York (Norton).

Porges, S. W. (2017): Die Polyvagal-Theorie. Neurophysiologische Grundlagen der Therapie. Paderborn (Junfermann).

Rolf, I. P. (1978): Rolfing: the integration of human structures. New York (Harper and Row).

Sapolsky, R. M. (2008): Warum Zebras keine Migräne kriegen: Stress, der Körper und die Krankheit. München (Piper).

Schnack, G. u. B. Schnack-Iorio (2021): Die Vagus-Meditation. Der Entspannungsnerv: Wie Sie ihn aktivieren und damit Stress reduzieren. Stuttgart (TRIAS).

Schore, A. N. (2012): The science of the art of psychotherapy. New York (Norton).

Siegel, D. J. (2012): The developing mind: how relationships and the brain interact to shape who we are. New York (Guilford), 2nd ed.

Staab, J. P., C. D. Balaban a. J. M. Furman (2013): Threat assessment and locomotion: clinical applications of an integrated model of anxiety and postural control. *Seminars in Neurology* 33 (3): 297–306. DOI: 10.1055/s-0033-1356462.

The National Academies of Sciences, Engineering, Medicine (2019): Fostering healthy mental, emotional, and behavioral development in children and youth: A national agenda. Washington, DC (The National Academies). DOI: 10.17226/25201.

Yoshigasaki, K. (2015): Aikido – Kunst und Lebensweg. Heidelberg (Werner Kristkeitz).

Über den Autor und die Autorin

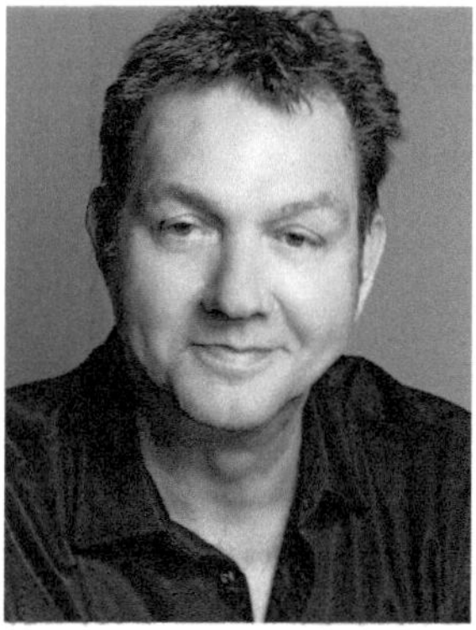

HERBERT GRASSMANN, Dr.; Körperpsychotherapeut in klinischer Praxis; Lehrtätigkeiten an den Universitäten Istanbul und Johannesburg; als Leiter der EABP-Wissenschaftsgruppe forschte er zusammen mit Stephen Porges, dem Begründer der Polyvagal-Theorie, am Traumatic Stress Research Consortium des Kinsey Institutes, Indiana.

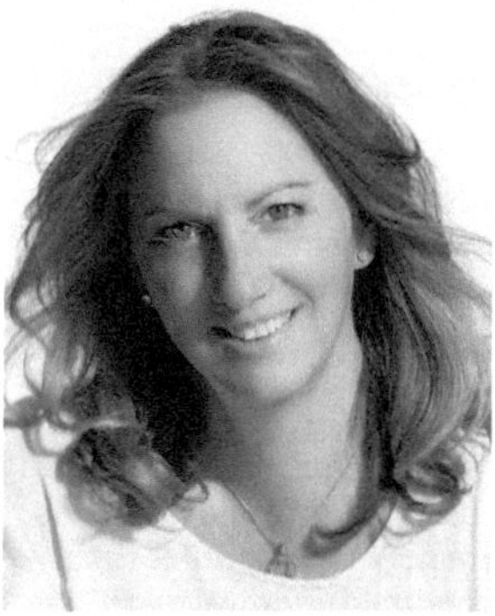

LARISSA GRASSMANN, zertifizierte Physiotherapeutin und Faszienspezialistin in eigener Praxis; Begründerin des Polyvagalen Embodiment Trainings (PET); Seminarleiterin für Polyvagal-Techniken in der Physiotherapie.